DATE UN DESCANSO

ASHLEY NEESE

DATE UN DESCANSO

Prácticas revolucionarias
para equilibrar tu vida y practicar
el verdadero descanso

Autoconocimiento

DIANA

A la valentía necesaria para abrir
este libro y hacer este trabajo.

Al dolor que va de la mano
de bajar el ritmo.

A la revolución que es el descanso;
honremos la capacidad de este para restaurar, reparar
y reclamar las partes de nosotros mismos que
hemos ocultado, traicionado o adormecido en nuestros
esfuerzos por evitar el remedio que necesitamos.

Al espacio sagrado al que accedemos
cuando cultivamos el descanso y nos ofrecemos
lo que nos corresponde por derecho.

Al propio descanso, que nos proporciona un espacio
en el que concebir un futuro que cuida
del planeta y del todo.

Índice

01

Elogio del descanso

Descansar es uno de los hábitos con más impacto de entre todos los que podemos adoptar para cultivar la autocompasión, el bienestar emocional, el cuidado de la comunidad y la reparación ambiental. Cada vez que dedicamos unos momentos diarios a detenernos, sentir cómo inhalamos, escuchar los sonidos que nos rodean o tomar conciencia de la forma en que la luz se curva al doblar una esquina, llevamos a cabo un acto subversivo que nos permite recuperar la sabiduría innata que albergan nuestro cuerpo y el mundo natural: la sabiduría del descanso.

Cuando practicamos el descanso, nos permitimos seguir un ritmo orgánico que tiene el poder de curar, restaurar y liberarnos de la opresión del trabajo excesivo y de la productividad constante que impera en nuestra cultura. Cuando practicamos el descanso, llevamos a cabo un acto revolucionario que da lugar a cambios sociales y ambientales cuyos efectos reverberan en todos los aspectos de la vida. Y, sin embargo, la mayoría de nosotros diríamos, un día cualquiera, que no tenemos tiempo para descansar. Lo entiendo. Yo también lo pensaba.

Me he subido al tren del *burnout* (síndrome de desgaste profesional o de estar exhausto) en más ocasiones de las que me gusta admitir. Me he enfrentado a la adicción a sustancias, al trabajo, a estar al servicio de los demás y a las redes sociales. Me he llevado a mí misma tan al límite que he acabado en cama en más de una y de dos ocasiones. He caído en la trampa de creer que, si logro hacer solo un poco más, ayudar solo un poco más o trabajar solo un poco más y si transgredo más mis límites, por fin sentiré que soy suficiente, y que, entonces, me podré relajar.

He evitado el descanso por muchos de los motivos por los que, seguramente, lo has evitado o lo evitas tú también: porque es inoportuno e incómodo. Sin embargo, después de años de eludir la medicina que más necesitaba, he venido a decirte que no hay nada que sustituya al descanso. No hay manera de escapar de la necesidad humana básica de renovación. Tanto individual como culturalmente, hemos desatendido esta necesidad esencial, y ese descuido está causando niveles elevados de estrés y agotamiento personal, comunitario y ambiental.

Estamos agotados. Estamos abrumados. Estamos hartos.

El cuerpo necesita descanso. La mente necesita descanso. El corazón necesita descanso. Las relaciones necesitan descanso. La creatividad necesita descanso. La cultura necesita descanso. La Tierra necesita descanso.

Y hay esperanza, porque la conciencia colectiva cada vez da más valor al descanso. Ya somos muchos los que nos hemos dado cuenta de que el agotamiento y la fatiga constantes no tienen por qué ser nuestro estado normal. Ya somos muchos los que estamos cansados y hartos de estar cansados y hartos, y elegimos descansar, por mucho que vivamos en una cultura que nos dice que descansar es admitir nuestra debilidad y que la necesidad de bajar el ritmo debería ser motivo de vergüenza.

Tenemos derecho a bajar el ritmo. Tenemos derecho a hacer una pausa. Tenemos derecho a descansar.

Mi viaje al descanso

Por si este es el primer contacto que tienes con mi trabajo, te diré que soy experta en técnicas de respiración, estoy especializada en trauma y soy la autora de *Cómo respirar: 25 prácticas sencillas para encontrar conexión, calma, plenitud y resiliencia*.* Trabajo con clientes en sesiones individuales y facilito sesiones grupales en retiros y formaciones. Si bien he dedicado gran parte de mi vida a la sanación y al servicio a los demás, el trabajo con el descanso no fue un camino fácil. Llegué al hábito del descanso del mismo modo que llegué a mi primera reunión de los doce pasos: rota, desconectada y sin opciones. Y, de la misma manera que en los primeros días de mis doce pasos me rendí a la verdad de mis adicciones y de hasta dónde estaba dispuesta a llegar para evitar el dolor que albergaba en mi interior, aprendí que descansar también requería otra rendición.

Cuando empecé a cuestionar el ritmo de mi vida, hacía más de una década que participaba en grupos de recuperación de adicciones y asistía a terapia y practicaba yoga y la respiración consciente con regularidad. Sin embargo, mi vida seguía sin funcionar. Faltaba algo, algo que me impedía relajarme durante periodos de tiempo prolongados. El cuerpo me pedía de múltiples maneras que bajara el ritmo, que parara, que sintiera..., pero no lo escuchaba. Sentía que no era valiosa de verdad a no ser que me mantuviera siempre ocupada, aparentemente serena y proyectando la imagen de que lo tenía todo claro y de que no necesitaba a nada ni a nadie para vivir. Al final, acabé sufriendo varias crisis emocionales y físicas estando sobria. Me di contra la pared, contra otra y contra otra, hasta que al final me desplomé y me vi incapaz de seguir.

Seguí el consejo de mi padrino de los doce pasos y subí a un avión con destino a mi ciudad natal, Atlanta (Georgia). Allí, pasé cinco semanas en casa de mi madre, bajando el ritmo, descansando

* Santa Cruz de Tenerife, Melusina, 2023.

y permitiéndole que me cuidara. Durante las semanas que estuve ahí, dormí una siesta casi a diario. Salí a pasear con mi madre a orillas del lago que hay junto a su casa. Preparamos casi todas las comidas juntas. No entré ni una sola vez en las redes sociales. Hice una pausa de mi grupo de amigas. Fui a clases de yoga. Empecé a respirar más profundamente. Cuidé de mí misma y permití que mi madre me ayudara.

Durante años, me había hecho la fuerte, convencida de que cuidar de mí misma sin ayuda de nadie no solo era lo mejor, sino también un acto de nobleza. Inconscientemente, me hice partícipe de una de las ilusiones más perjudiciales que hemos insertado en nuestra cultura: la idea falsa de que somos individuos aislados, de que nuestras necesidades individuales son más importantes que las necesidades de la comunidad. Cuando emprendí mi viaje hacia el descanso, me di cuenta de que ese afán de independencia me agotaba una y otra vez y de que, por mucho que me esforzara en mantener la estructura individualista en mi vida, en realidad nunca estaba sola. Era interdependiente. Tomar conciencia de esa interconexión me proporcionó el apoyo que necesitaba para reagruparme, recalibrarme, sentir el latido de mi corazón e imaginar un futuro del que sí quería formar parte.

Después de años huyendo de mí misma y sintiéndome sola, por fin me sentí dispuesta a pulsar el botón de pausa en mi vida para dedicar tiempo consciente a cultivar una relación con la medicina que tan desesperadamente necesitaba: el descanso. Volver a casa, a Georgia, fue un punto de inflexión para mí. Me rendí a los gritos de mi cuerpo y me comprometí con dejar de evitar aquello a lo que tanto temía enfrentarme si bajaba el ritmo lo suficiente como para descansar: yo misma.

Resultó que aprender a descansar en una cultura en la que domina el ajetreo como es la nuestra, que nos lleva a estar «siempre conectados» y a seguir hasta quedar exhaustos, fue mucho más difícil que alcanzar la sobriedad. El descanso era mucho más escurridizo. No sabía que lo necesitaba y que tenía derecho a practicarlo y mucho menos a convertirlo en un hábito de curación. Regresar a Georgia es una de las mejores decisiones que haya tomado jamás por mi salud mental, física, emocional y espiritual. Me puso en el camino de descubrir por qué me empujaba a mí misma hasta el cansancio. Eso me llevó a desentrañar y comenzar a sanar el trauma que había heredado y experimentado en mi vida. Ese viaje me demostró que, a pesar de las dificultades para creer y confiar en mí misma (y en mi cuerpo), merecía cuidarme. Merecía descansar.

¿Por qué descansar?

Mi experiencia con el descanso ha sido de todo menos lineal. He aprendido a tropiezos que el descanso es más que algo que hacemos de vez en cuando, cuando estamos cansados. El descanso es un hábito, y adquirir un hábito exige constancia, dedicación y la voluntad de comprometerse. Incluso cuando se está demasiado ocupado. Sobre todo cuando se está demasiado ocupado.

Descansar un poco aquí y allá no basta para crear cambios significativos y sostenibles. Aunque es probable que sientas un cambio después de momentos de descanso, en realidad se trata de una práctica acumulativa. Esto significa que los beneficios y la transformación a los que el descanso da acceso crecen y echan raíces con el tiempo. Aprendemos mediante la repetición, con ejercicios que se pueden reproducir y mediante el compromiso con seguir practicando cuando descansar es difícil. Abrirse al descanso supone abrirse a muchos momentos difíciles. Es más, cuando nos comprometemos a crear un hábito de descanso regular, empezamos a conectar con la sabiduría del descanso que ya está presente en nuestro cuerpo, por lejana que parezca en estos momentos, por mucho que haya sufrido nuestro cuerpo o por muchas que sean las veces en que lo hemos abandonado.

Cuando descansamos, avanzamos hacia una conexión, presencia y satisfacción mayores en nuestras vidas. Cuando descansamos, nos permitimos alinearnos con las estaciones de renovación que moran en nuestro interior, en la relación con los demás y en la naturaleza. Cuando estamos más descansados, como personas, podemos transformar nuestra cultura, en la que imperan la actividad constante, la desigualdad, el individualismo y la productividad frenética, para hacer de ella una cultura más considerada y consciente, una cultura de interdependencia y de bienestar. Y, cuando descansamos bien, disponemos de la energía y de la capacidad necesarias para colaborar y crear juntos un futuro revolucionario construido sobre hábitos, ideas y soluciones al servicio de todas las formas de vida.

Los beneficios del descanso

El descanso es indispensable y tiene muchos resultados importantes para nuestro bienestar personal y colectivo. Estamos agotados y la revitalización que el descanso nos ofrece es un bálsamo reconfortante ante la ansiedad, el agotamiento, el esfuerzo excesivo y la enfermedad. El descanso es un nutriente potente y tan esencial para el cuerpo como el agua. Si nos deshidratamos, sufrimos y las funciones vitales del cuerpo se alteran. Lo mismo sucede con el descanso. Cuando estamos exhaustos, agotados o en un estado de ansiedad o estrés crónicos, sufrimos, y nuestras comunidades se debilitan.

Si te resistes a la idea de bajar el ritmo, no estás solo. Dedica unos momentos a reflexionar acerca de los seis beneficios holísticos del descanso y observa qué resuena más en ti.

Reducción de la ansiedad y del estrés

El estrés forma parte de la vida. Eliminarlo por completo es imposible. Lo que sí podemos hacer es transformar la relación que mantenemos con él. Encontrar tiempo para descansar nos ayuda a aliviar la ansiedad y el estrés crónicos, porque así activamos el sistema nervioso parasimpático y desactivamos las respuestas habituales para activar la relajación y la conexión social, que —como se sabe— refuerzan la función inmunitaria y la salud mental.

Sanar el cuerpo

El cuerpo está diseñado para funcionar óptimamente en sucesiones de esprints breves, no a lo largo de las eternas jornadas 24/7 que la vida moderna nos exige. Hacer pausas breves, aunque solo sea durante unos instantes, nos puede ofrecer la recuperación que necesitamos y ayudarnos a mantener los niveles de energía a lo largo del día. Una pausa es una breve interrupción del trabajo, de actividades físicas exigentes, de demasiada estimulación sensorial o de cualquier actividad o situación que exija niveles elevados de exposición o tensión emocional. Hacer pausas a lo largo del día adoptando hábitos de descanso como «Descansa un minuto» (véase pág. 20) u «Orientación» (véase pág. 70) nos ayuda a revitalizar la mente y el cuerpo, y promueve la felicidad, la conciencia y la estabilidad.

Ampliar la creatividad

Dedicar tiempo a reponer nuestras reservas de forma orgánica aumenta la creatividad. Los momentos de silencio y de reflexión nos ayudan a generar ideas nuevas, a resolver problemas, y a abordar la vida y la relación con los demás, así como las dificultades a las que nos enfrentamos colectivamente, con más apertura, que es una precursora de la creatividad. La investigación ha demostrado que el cerebro se activa espontáneamente durante el descanso y que este recarga los depósitos de atención y de motivación. Esto puede llevar a un aumento en el descubrimiento de respuestas a problemas con varias soluciones y a encontrar soluciones nuevas a situaciones complejas.

Refinar la toma de decisiones

Descansar mejora de forma natural nuestra capacidad para tomar decisiones. Cuando hacemos lo que sea durante demasiado tiempo y sin descansar, como trabajar o mantener una conversación emocionalmente compleja, la capacidad de concentración se reduce significativamente y las reservas emocionales se pueden acabar agotando. Las pausas frecuentes para descansar, ya sean programadas o espontáneas, nos ofrecen la oportunidad de renovar nuestro punto de vista y, en consecuencia, tomar mejores decisiones en general.

Encarnar una vida revolucionaria

Pocas cosas inspiran más y son más necesarias en esta era que elegir seguir el ritmo de un latido reparador, en lugar del ritmo ansiógeno que permea la sociedad. Cuando ayudamos al cuerpo a acceder a la homeostasis y el descanso, combatimos las normas culturales que nos tienen más angustiados, exhaustos e hiperestimulados que nunca. Elegir descansar nos ayudará a vivir con más tranquilidad, compasión, gracia y constancia. Nos ofrece la oportunidad de encarnar la vida cotidiana con menos tensión y más fluidez. Descansando aprendemos a anclar nuestras intenciones y a encarnar una vida revolucionaria.

Cuidar de la comunidad

Elegir el descanso como uno de los pilares y principios rectores de nuestras vidas tiene el potencial de cambiar cómo cuidamos de la comunidad. Cuando descansamos, damos permiso a los demás para que descansen también. Así, la curación se extiende y alcanza a muchas más personas. Cuando descansamos, concedemos a la Tierra, a todas las criaturas y a todas las plantas el tiempo que necesitan para regenerarse. Descansar es uno de los hábitos más potentes que podemos practicar a diario. Con cada exhalación, el descanso nos recuerda que estamos interconectados, nos recuerda nuestra verdadera naturaleza. Ante las capas de programación destructiva de nuestra cultura, que nos insta a vivir como individuos aislados (en lugar de como partes de un todo), a acumular más de lo que necesitamos y a temer a los demás, descansar nos otorga la revitalización por la que debemos luchar, en lugar de seguir enfrentados a los demás, al planeta y a todas las formas de vida.

El porqué de este libro

Escribí este libro como complemento a *Cómo respirar*. Quería ofrecer una guía para descansar, una guía que yo también necesitaba desesperadamente en mi propia vida. Sé que no soy la única que tiene dificultades para descansar. Sé que no soy la única que se siente agotada en esta cultura extractiva a la que nos lanzamos de cabeza, esforzándonos para conseguir más y, sin embargo, sintiéndonos cada vez más aislados, desconectados e insatisfechos.

Ansiaba un libro que tratara de la capacidad reparadora del descanso y que nos invitara a explorar las creencias y los patrones corporales que nos imposibilitan dar valor a bajar el ritmo. Ansiaba un libro que nos animara a forjar una relación con la lentitud y que nos explicara por qué ampliar la capacidad para sostener la incomodidad en todas sus formas es un elemento esencial del descanso. Ansiaba una guía anclada en la innovación más reciente y con el corazón en el centro, una guía que entendiera el descanso como una forma de nutrir el alma, además de como un acto de resistencia contra la cultura del ajetreo que se infiltra en nuestras vidas y que nos impide descansar. Ansiaba una caja de herramientas prácticas con las que explorar el poder del descanso para reparar y restaurar las comunidades y la Tierra.

Date un descanso es ese libro. Espero sinceramente que te anime y te inspire a hacer del descanso una parte de tu vida.

¡Que empiece la revolución!

CÓMO USAR LOS HÁBITOS DE DESCANSO

A lo largo de los siete capítulos que componen el libro, hallarás hábitos de descanso, además de recordatorios para que encuentres tiempo para detenerte, reflexionar y absorber las lecciones. En la página 220, encontrarás una lista con todos los hábitos de descanso que aparecen en el libro. Algunas partes contienen más hábitos que otras, debido a los temas que se abordan.

Lo único que necesitas para practicar estos hábitos es una actitud curiosa y la voluntad de probar algo nuevo o, quizá, algo que ya conoces, pero que no has querido explorar. Son muchas las cosas que fragmentan nuestra atención, nos exigen energía, devalúan nuestro cuerpo y nos rompen el corazón a lo largo de un solo día y que dificultan el acceso al descanso que merecemos y que tan desesperadamente necesitamos. Los ejercicios que encontrarás a lo largo del libro no te exigirán hacer grandes cambios en tu vida de un día para otro, ni siquiera de un mes para otro. Algunos momentos o temporadas de la vida requerirán más hábitos de descanso que otros. Sin embargo, la clave está en la constancia, ¡incluso si estamos descansados! Eso forma parte del efecto acumulativo del descanso y lo que hace posible una curación profunda y una transformación sostenible. Descansar forma parte de nuestra biología; nuestros sistemas tienen una inteligencia innata que les permite restaurarse, incluso si estamos desentrenados o nunca hemos aprendido a descansar.

Menos es más. Más lento es mejor. Estos son los dos secretos para usar los hábitos de descanso que encontrarás en el libro y para integrar más descanso en tu vida. Descansar mal es imposible si adoptas estos hábitos. No hay una sola manera «correcta» de usar los hábitos de descanso de este libro, de la misma manera que no hay una manera perfecta de descansar. He incluido opciones muy diversas, con la esperanza de que experimentes y pruebes maneras nuevas de practicar el descanso. Si alguno de los hábitos no te acaba de convencer, pasa a otro. Si, por el contrario, descubres que alguno te resuena especialmente, practícalo con tanta frecuencia como te sea posible.

Cuando estamos bajo la influencia del pensamiento binario del todo o nada que permea en nuestra cultura, es fácil caer en la trampa de creer que tenemos que encontrar el «hábito correcto». Esta creencia limitante nos impide descansar. No es necesario preocuparse por qué hábito es el «mejor» o el «más efectivo». Es más, no existen atajos para el descanso. Usar el descanso como medio para trabajar más o para producir más es perpetuar los sistemas opresivos y represivos que nos mantienen aislados, reproducen nuestro sufrimiento y nos impiden descansar. Aunque es posible que tiendas hacia unos hábitos más que hacia otros, todos los que encontrarás en estas páginas promueven el descanso y te pueden ayudar en el camino hacia una vida descansada.

Te aconsejo que, antes de empezar, dediques unos momentos, aunque solo sean unos instantes, a reflexionar acerca de por qué quieres practicar el descanso. Si no estás muy seguro, pregúntate por qué te ha atraído el libro. Cuando empieces a percibir aunque solo sea un poco de claridad acerca de tu porqué, te será mucho más fácil comprometerte para ser regular con los hábitos de descanso. Comienza por probar varios hábitos de descanso distintos.

Una vez que encuentres un hábito de descanso que te resuene, practícalo a diario durante tanto tiempo como te sea posible. Un mes, si puede ser. No te preocupes por lograr la perfección o por no saltarte ni un día. La práctica será imperfecta y te saltarás algún día. Es normal. Cuando te acuerdes, reanuda el hábito y vuelve a comenzar. Si te ayuda, apunta el hábito en el calendario, programa una alarma en el celular, recluta a un amigo que lleve la cuenta o anima a tus amigos, hijos, vecinos, familiares o compañeros de trabajo a que adopten el hábito contigo. Las dos cosas más importantes que debes recordar son: comienza y no te compliques.

Lee este libro con calma y avanza a un ritmo que te resulte cómodo. Todos los elementos de diseño, desde los colores hasta la composición, se han elegido de forma consciente para que promuevan una conexión más profunda con la sensación de descanso en el interior de tu cuerpo, por efímera que sea al principio.

No eres el único que necesita descansar, que está agotado o que se cuestiona si el ritmo al que avanza nutre la vida más profunda que está llamado a encarnar. Descansar es más que reiniciar. Es un hábito profundo y reparador al que podemos recurrir y en el que nos podemos apoyar para acceder a nuestra compasión, nuestra sabiduría y nuestra capacidad de curación innatas.

Date un descanso es una llamada a la acción compasiva. Es una invitación a que te detengas, mires hacia adentro, aprendas a sentir tus propios ritmos y valores el descanso como un modo de vida sanador, empoderante y espiritual. Este libro es un recordatorio revolucionario de que tenemos el poder de transformar nuestras vidas, nuestras comunidades y nuestro planeta de adentro hacia afuera.

Descansa un minuto

SIÉNTATE O PERMANECE de pie durante un minuto y toma conciencia de dónde estás. Fíjate en la luz, en los colores, en las texturas y en las formas de los objetos o de la vida que te rodea, como muebles o plantas. Atiende a los sonidos a tu alrededor..., el viento entre las hojas de un árbol, el ladrido de un perro, el sonido de un coche al pasar, la risa de un niño... Ubícate en el instante presente durante solo un minuto. La investigación ha demostrado que bastan unos momentos de atención en el momento presente para inducir un estado de calma, un estado de reposo, en el cuerpo.

Repite este ejercicio tantas veces como sea necesario a lo largo del día. Es una manera de empezar a desactivar el sistema nervioso y de anclarte en el momento presente. El único momento en el que podemos descansar.

RECORDATORIO

Mereces
descansar.

REVOLUCIONARIO

02

El descanso: qué es y qué no

Aunque intentamos descansar, el descanso no siempre es reparador. Nos hemos desconectado de lo que significa descansar, y el descanso se ha convertido en sinónimo de dormir o de actividades como maratones de series de televisión. Pedimos días libres para quedarnos todo el día en la cama o para ocuparnos de asuntos para los que no tendríamos tiempo de otro modo. Intentamos ser minimalistas, pero descubrimos que tenemos tiempo libre que debemos ocupar porque nos asusta permanecer en el vacío. Hacemos maratones televisivos para desconectar mentalmente, pero luego acabamos más ansiosos y deprimidos.[1] Nos forzamos a hacer varias cosas a la vez, convencidos, erróneamente, de que, si logramos hacerlo todo rápidamente, tendremos más tiempo para nosotros. Como resultado, fracturamos la atención, agotamos el cerebro, empeoramos el rendimiento y nos agotamos aún más.[2]

En lugar de recuperarnos, estos intentos de descansar nos dejan más agotados y con más puntos en la lista de tareas pendientes, lo que multiplica el agotamiento y el ajetreo en nuestras ya atribuladas vidas. Y es que, en realidad, la mayoría de las maneras en las que intentamos descansar no promueven el descanso. Además, la cultura de acción continua en la que vivimos nos ha hecho creer que podemos descansar cuando lo hayamos terminado todo, cuando todo esté hecho. La realidad es que nunca podremos hacerlo todo. Necesitamos encontrar la manera de descansar de forma continuada entre la complejidad y la saturación de nuestras vidas. Con tanto sobre la mesa y con tantos mensajes contradictorios acerca de qué significa bajar el ritmo, vale la pena que dediquemos unos instantes a definir qué es el descanso.

Una pista: no se trata tanto de hacer como de ser. El descanso no es algo por lo que trabajar, es algo a lo que nos entregamos. El descanso es reparador y toda actividad que no nos renueve y no nos recargue no es descanso, por mucho que nos empeñemos en que lo sea.

El descanso es renovación

Cuando me empecé a interesar por el descanso como algo más que lo que mi cuerpo me obligaba a hacer cuando estaba agotada, rota y enferma, aún no entendía que el descanso puede adoptar múltiples formas. También creía que algo tan natural como el descanso sería fácil. En mi caso, descansar fue de todo menos fácil cuando comencé a intentar convertirlo en un hábito. Cuando hice el trabajo necesario para convertir el descanso en una prioridad en mi vida, descubrí que el descanso tiene muchos puntos en común con el entrenamiento de la respiración, y el principal punto de conexión es que se trata de un hábito vital que a muchos de nosotros no se nos ha enseñado a practicar. No sabemos qué hacer cuando queremos pulsar el botón de pausa en la vida y cultivar el descanso.

Por suerte, la tendencia está empezando a cambiar y muchos de nosotros decidimos dar un paso atrás y alejarnos del exceso productivo para bajar de ritmo. Al tomar estas decisiones, recordamos a nuestros cuerpos exhaustos que hay muchas maneras de descansar, en función de lo que sea que necesitemos en cada momento. Podemos pasear por la naturaleza, escuchar una canción relajante, disfrutar de una infusión y mucho más.

Cuando reflexioné acerca de cómo definir el descanso en cuanto hábito, pensé en los ritmos del cuerpo, en los ritmos de la naturaleza; leí acerca de antiguos rituales espirituales, leí múltiples estudios acerca del cerebro y del cuerpo y recurrí a las herramientas de descanso que he ido desarrollando en mi propia vida. Empecé a definir el descanso no como un simple cese de actividad, sino como un medio para mirar hacia adentro, de ahondar en uno mismo. Descansar nos permite sumergirnos bajo la superficie si nos concedemos tiempo para ello. El descanso nos ofrece el regalo de la perspectiva y nos invita a adoptar nuevas maneras de ser y de estar en el mundo.

El descanso alivia los sistemas nerviosos desregulados y traumatizados.

El descanso es un ancla durante las tormentas más avasalladoras de nuestra vida.

El descanso nos vuelve a alinear con lo que hemos olvidado, tanto de nuestro propio cuerpo como de nuestro linaje.

El descanso nos permite recordar quiénes somos y experimentar la plenitud.

El descanso es un ritmo al que nos podemos entregar.

El descanso nutre el agotamiento con el que cargamos bajo la superficie y es un remedio que revoluciona cómo vivimos, jugamos, trabajamos, conectamos y participamos en la vida.

El descanso es una necesidad biológica y espiritual que nos permite saciar el agotamiento crónico, acceder a nuestra sabiduría innata, reforzar nuestra fuerza vital y ayudarnos los unos a los otros y al planeta desde un espacio de plenitud.

El cuerpo lo sabe

El descanso es una necesidad biológica que llevamos inscrita en nuestra fisiología. El cerebro y el cuerpo están diseñados para tener periodos de calma. De hecho, la investigación más reciente en neurociencia demuestra que el cerebro es mucho más efectivo cuando se le conceden momentos para recuperarse a lo largo del día.[3] Conclusión: necesitamos oportunidades para recuperarnos. Si no las creamos dando prioridad al descanso como parte del ritmo de la vida, el cuerpo se las arreglará para poder descansar, sea como sea.

El cuerpo sabe cuándo necesita descansar. Normalmente, llegamos al santuario del descanso cuando el cuerpo se niega a seguir, cuando lo hemos llevado demasiado lejos. Podemos honrar de forma intencional la necesidad de descanso del cuerpo o podemos esperar a que el cuerpo tome las riendas y no nos deje otra opción que parar. Es decir, descansaremos, lo queramos o no. A lo largo de mi viaje para cultivar más descanso en mi vida, he descubierto que la decisión intencional de bajar el ritmo en lugar de esperar a que el cuerpo me obligue a parar es fuente de alegría y de empoderamiento.

Piensa en algún momento en que cayeras enfermo o te lesionaras. ¿Qué quería hacer tu cuerpo por sí solo? ¿Cómo te recuperaste? ¿Siguiendo adelante y forzando la máquina o aceptando que necesitabas descansar y dándote permiso para reponerte?

La tarea más importante del cuerpo es conservar sus recursos. Sabe cuándo estamos desregulados y exhaustos, ya sea porque nos rompimos un brazo, por el estrés social, por la pérdida de un ser querido, por las dificultades económicas o por un resfriado invernal. Cuando permanecemos en silencio y quietos, empezamos a percibir una imagen más exacta de lo que sucede en el interior del cuerpo, empezamos a ver que necesita descansar y necesita curarse. Bajar el ritmo o detenernos por completo puede ser muy difícil, y darnos cuenta de qué sucede en el cuerpo aún lo es más. Sin embargo, cuando estamos dispuestos a bajar el ritmo, por breve o imperfectamente que lo hagamos, empezamos a experimentar el movimiento orgánico del cuerpo hacia el descanso. A medida que sentimos la atracción hacia la renovación que necesitamos, es posible que empecemos a sentir también alivio: por fin podemos descansar. Darnos cuenta de que el cuerpo se inclina hacia el descanso también puede suscitar sensaciones de agobio o de temor. Hablaremos a profundidad de por qué sucede eso en el capítulo 3, «La neurobiología del descanso».

Nos pasamos el día inmersos en actividades que nos exigen energía. En una situación ideal, renovaríamos y recuperaríamos energía dependiendo de la que hubiéramos gastado a lo largo del día. Cuando más estrés tengamos en nuestros días, más deberíamos equilibrarlo con actividades reparadoras que nos ayuden a avanzar hacia el descanso y hacia la renovación.

Por ejemplo, escribir este libro consume muchísima energía de mis reservas mentales y físicas. Una de las maneras en las que me cuido cuando tengo que gastar tanta energía es hacer pausas frecuentes en las que dejo de escribir para pasear, hacer estiramientos y respirar al aire libre. Estas pausas de entre cinco y diez minutos que hago cada veinticinco a cuarenta y cinco minutos de escritura me conceden el descanso que necesito para seguir durante el siguiente ciclo de escritura. Uso una estrategia muy simple para asegurarme de que hago esas pausas que tanto necesito: programo el temporizador de mi computadora. Así, me puedo centrar plenamente en la tarea sin necesidad de controlar el tiempo. Aunque no pongo alarmas para todos los hábitos de descanso, la realidad es que, a veces, cuando se trata de días muy apretados, tenemos que poner límites, como temporizadores, en lo que a los hábitos de descanso se refiere. Los límites nos ayudan a ceñirnos a esos hábitos sin preocuparnos y sin agobiarnos.

En cuanto a recuperar la energía, es importante tener en cuenta el concepto de *alostasis*, el proceso con el que el cuerpo responde a los estresores para recuperar la homeostasis.[4] Esta idea revolucionaria, desarrollada por el neurocientífico Peter Sterling y el epidemiólogo Joseph Eyer, y luego ampliada por la neurocientífica Lisa

Feldman Barrett, nos dice que el cerebro y el cuerpo no solo usan energía mientras desempeñamos una actividad, sino que el cerebro predice cuánta energía va a necesitar el cuerpo para la actividad en cuestión. Por ejemplo, si el cerebro predice una situación estresante, activa recursos del cuerpo, como la secreción de hormonas, cambios en la presión sanguínea y el metabolismo de glucosa para dar al cuerpo lo que necesita antes de la situación estresante.

En *La vida secreta del cerebro: cómo se construyen las emociones*,* Lisa Feldman Barrett describe la alostasis como un «presupuesto corporal». El cerebro humano es el responsable de presupuestar los recursos del cuerpo, como agua, sal, glucosa, hormonas sexuales y cortisol, por nombrar solo algunos, para mantener al cuerpo vivo y sano. Cuando el cuerpo se ve sometido a una presión elevada por la falta de descanso, el estrés crónico, la presencia de traumas no resueltos, la discriminación o la cultura de la actividad constante, somos más susceptibles a la enfermedad. Cuando el cerebro entra en déficit, deja de gastar energía en recursos, «tal y como dejamos de gastar dinero si entramos en números rojos en el banco».[5] Al igual que al hacer un presupuesto económico, hay que cuadrar el capital corporal, y la manera más efectiva de hacerlo es convertir el descanso en un hábito regular y predecible.

La mayoría de nosotros no tenemos ni tiempo ni ganas de llevar un registro de todo lo que hacemos a lo largo del día y luego sumar un hábito de descanso para compensarlo. Eso sería demasiado trabajo y, muy probablemente, añadiría aún más estrés a nuestras vidas. Lo que sí podemos hacer es prestar atención a nuestro presupuesto corporal y ser conscientes del nivel de estrés, del desgaste o del cansancio y, entonces, adoptar los hábitos de descanso del libro que más incidan en nosotros para ayudar al cerebro y al cuerpo a acceder a la renovación que necesitan sin añadir más capas de ansiedad.

* Barcelona, Paidós, 2018.

¿Dormir es descansar?

Cuando emprendí mi camino personal hacia el descanso, creía que descansar era lo mismo que dormir. En aquella época, estaba agotada y pensaba que los maratones de sueño serían mi salvación. Durante esas dos primeras semanas en casa de mi madre, intenté añadir entre dos y cuatro horas adicionales a mi sueño nocturno. Para mi sorpresa, me encontré peor. Lo mismo me pasa ahora, inmersa en la cocrianza de un niño pequeño y en cuidar de un recién nacido. Estoy agotada y pienso: «Bueno, intentaré recuperar un poco de sueño el fin de semana y entonces me sentiré mejor». Sin embargo, en la mayoría de las ocasiones, esas horas de sueño adicionales me dejan desorientada, agarrotada después de demasiadas horas en la cama y, básicamente, en modo zombi durante el resto del día, recurriendo al té matcha para poder seguir de pie.

¿Alguna vez has andado corto de sueño durante días y, entonces, por fin puedes dormir más de lo habitual? En caso afirmativo, ya sabes por experiencia que no dormir lo suficiente y luego intentar recuperar el sueño perdido no funciona, biológicamente hablando. Ese sueño no nos ofrece descanso y no es reparador, al contrario de cuando seguimos un horario de sueño más regular. Los maratones de sueño no nos dejan más descansados, porque dormir no es lo mismo que descansar.

Aunque *sueño* y *descanso* son conceptos próximos, es importante que entendamos que no son intercambiables. El sueño es un proceso biológico complejo que implica cambios hormonales, la reparación profunda de la actividad del día anterior, la regeneración celular rápida y el despliegue de nuevas vías neuronales en el cerebro. Durante el sueño, perdemos conciencia de nuestro entorno, al contrario de lo que sucede durante el descanso, que seguimos siendo conscientes de lo que nos rodea. Al igual que cuando dormimos, cuando descansamos podemos cerrar los ojos o acostarnos para permitir que las frecuencias respiratoria y cardiaca se reduzcan, y conceder al cuerpo un tiempo esencial para relajarse y recuperarse.

Como, con mucha frecuencia, intentamos meter demasiado en un día, muchos de nosotros tenemos problemas de sueño y casi nunca dormimos las horas diarias recomendadas. En Estados Unidos, los problemas de sueño son tan prevalentes que se les considera una epidemia de salud pública.*[6] Los adultos deberían dormir entre siete y nueve horas de cada ciclo de veinticuatro. Una tercera parte de la población estadounidense informa de que no duerme lo suficiente, y el riesgo de insomnio para las mujeres a lo largo de toda su vida es hasta un 40% superior al de los hombres.[7,8] Y, cuando conseguimos dormir, no se trata de un sueño revitalizante y reparador. Más de la mitad de la población informa de somnolencia diurna entre tres y siete días a la semana.[9]

Practicar el descanso durante el día nos conecta con el sueño. Si no podemos descansar durante las horas de vigilia, el sueño no será reparador. Es esencial que desarrollemos un plan para dormir lo suficiente y con tanta regularidad como sea posible. Podemos recurrir a la sabiduría del descanso para que nos ayude a recalibrar el cuerpo, acceder a un sueño de mejor calidad y regenerar nuestra vida por completo.

* En países como España, en promedio, se duerme poco más de seis horas diarias. Además, unos cuatro millones de personas padecen de insomnio crónico. Véase A. Jiménez Barca, «España duerme poco y mal», *El País*, 25 de junio de 2023. *[N. de la e.]*.

Me siento descansado cuando...

Como el concepto de *descanso* genera tanta confusión, es útil que nos familiaricemos con la sensación de cuándo nos sentimos descansados. Como hay distintas maneras de descansar dependiendo de lo que necesitemos en cada momento o etapa de nuestras vidas, este hábito será distinto para cada uno de nosotros. A continuación, explicaré cuándo me siento descansada yo en este momento de mi vida. Quizá te reconozcas en mis palabras y quizá no. Si no te resuenan, no te preocupes. Cuando adoptes el hábito de descanso, las harás tuyas.

Lee la lista que sigue y fíjate en lo que suscita en ti. ¿Cómo experimentas el descanso en tu vida y en tu cuerpo en estos momentos? ¿Lo sientes como algo abierto y espacioso? ¿Lo sientes lejano? ¿Te resulta incómodo? Si no estás seguro porque estás desconectado del descanso, no pasa nada. Si estás dispuesto a dar un paso más, imagina qué sería distinto en tu cuerpo o en tu vida si convirtieras el descanso en una prioridad. ¿Qué sería posible si te dieras permiso para bajar el ritmo?

Si quieres, confecciona tu propia lista de cuándo te sientes descansado en este momento, y ve añadiendo elementos a medida que avances en el libro.

Me siento descansada cuando hago exhalaciones largas y lentas.

Me siento descansada cuando noto que la pelvis se hunde en el sillón.

Me siento descansada cuando mi cuerpo y mis pensamientos son congruentes.

Me siento descansada cuando me permito ir al ritmo que nutre mi cuerpo en cada momento.

Me siento descansada cuando relajo la vista.

Me siento descansada cuando puedo ofrecer cuidados genuinos y lentos a mi comunidad.

Me siento descansada cuando mi cuerpo está cómodo.

Me siento descansada cuando estoy en sintonía con mi pareja, con nuestros hijos, con la naturaleza y con los animales.

Me siento descansada cuando me acuesto sobre la hierba, a la sombra de robles centenarios.

Me siento descansada cuando me muevo con suavidad.

Estar disponibles para la vida

Cuando decidimos bajar el ritmo y descansar, nos abrimos a renovar la energía y a aumentar la claridad de nuestra conciencia. Es decir, estamos más disponibles para la vida. El hábito del descanso no solo repara la mente y el cuerpo exhaustos, sino que también desbloquea el corazón y nos permite saborear los regalos que nos ofrece la vida cotidiana. El descanso nos recuerda que no estamos hechos para permanecer estancados y que siempre hay una oportunidad para evolucionar y cambiar si estamos dispuestos a hacer una pausa y unirnos al ritmo de nuestra respiración.

El descanso hace más que reducir el agobio, aliviar la ansiedad y aumentar la capacidad de concentración. Descansar también es conectar con nuestro yo más profundo y descubrir quiénes somos sin la máscara del trabajo o la proyección de nuestros perfiles sociales. Descansar es saciar la sed de sentido, satisfacer el hambre de profundidad y honrar el anhelo de alinearnos con lo sagrado en nuestro día a día. Descansar es dar un paso atrás y fijarnos en lo que es bueno, en lo que está vivo y en lo que es sólido en nosotros. Descansar es abandonar la presión y conectar con la idea de que formamos parte de la creación y de que la creación seguirá generando vida en todos los ciclos sin necesidad de que nos agotemos. Descansar es ir de lo superficial a lo profundo, pasar de centrarnos en lo exterior a prestar atención a nuestro interior, a nuestra vida, nuestra comunidad y nuestro planeta.

Cada vez que decidimos entregarnos al poder regenerador del descanso, creamos el espacio que necesitamos para que aparezcan la restauración, la transformación y la renovación. En un mundo que se mueve a gran velocidad, estamos atrapados en el hábito perjudicial de seguir siempre adelante, haciendo caso omiso del cuerpo y de su necesidad de recargarse. La vida seguirá abalanzándose sobre nosotros, y de nosotros depende elegir un ritmo drásticamente distinto. Si no descansamos, ¿cómo podremos gestionar nuestras vidas? ¿Cómo podremos conectar con los demás, con nuestros hijos, con el planeta? ¿Cómo podremos distinguir entre las voces que nos instan a seguir corriendo y las voces que nos piden que bajemos el ritmo?

A lo largo del libro, uso la palabra *descanso* como hábito y como invitación a deshacer las creencias y los bloqueos que nos impiden descansar. Descansar es un momento para mirar hacia adentro, para conocernos y cuidar de nuestras comunidades y de la Tierra de maneras que no solo son vitales para nuestra supervivencia, sino también cruciales para nuestra capacidad de mantenernos anclados a nosotros mismos y entre nosotros ante la incertidumbre, el sufrimiento y el miedo que impregnan esta era de cambio constante y veloz.

El descanso, como la conexión, es un imperativo biológico. Y solo es posible si estamos dispuestos a recordar que descansar, como beber agua, ha de formar parte de nuestros ritmos y rituales diarios. Respiremos e inhalemos el poder curador del descanso. Avancemos juntos hacia lo desconocido, hacia una vida descansada.

Crea una caja de descanso

HACE AÑOS, en Alcohólicos Anónimos, mi primer padrino me sugirió que creara una *caja divina*. Se trataba de un concepto muy sencillo: escribir en trozos de papel todo aquello de mi vida que me parecía inacabado o que escapaba de mi control, además de los pensamientos obsesivos, los miedos y las relaciones que ocupaban la mayoría de mis horas de vigilia. A medida que iba terminando cada nota, la metía en la caja divina. Y si aparecían preocupaciones o problemas nuevos, los añadía también. También incluí las cosas que quería dejar atrás o integrar en mi vida. Cuando las metía en la caja, rezaba una sencilla oración y le pedía al universo que, a medida que avanzaba en mi recuperación, me ofreciera alivio y apoyo para poder ayudar a mi comunidad. Al final de cada estación, vaciaba la caja y hacía un repaso de lo que había cambiado y de lo que seguía igual.

Todo lo que seguía igual volvía a la caja. Y así pasaban las estaciones.

Usé la caja divina durante más de una década y aprendí mucho durante todo el proceso. Ahora, he modificado un poco la dinámica y la he convertido en una caja del descanso. Se trata de una caja más grande, para que me quepa el celular, y la uso cuando quiero hacer intencional la hora de crear tiempo para descansar, cuando quiero hacer una pausa en mi vida durante un largo tiempo o cuando practico el *sabbat* secular (véase pág. 212). Puedes usar la caja junto al resto de los hábitos del libro. Al igual que la caja divina, la caja del descanso es un lugar en el que meto todo lo que no quiero que me acompañe en el descanso. Es una manera de convertir esto en un hábito intencional y sagrado, al tiempo que evoco tradiciones como la del *sabbat*, que están entretejidas en mi cuerpo y en mi conciencia. Es tan sencillo como meter en la caja aquello de lo que te quieras alejar y dejarlo allí, sabiendo que no se arreglará ni se resolverá automáticamente. Es una manera tangible de hacer saber a tu cuerpo y a tu mente que te comprometes a refugiarte en el descanso.

Crea tu propia caja del descanso. Puede ser una caja de zapatos o de madera, o cualquier objeto que te resulte fácil construir o adquirir. Cuando practiques el resto de los hábitos del libro, mete en la caja todo lo que no quieras que te acompañe al espacio de descanso, como el celular o un pensamiento obsesivo que te persigue y que puedes escribir en un trozo de papel. Al final del hábito de descanso, abre la caja. Fíjate en cómo responde tu cuerpo al contenido de su interior y en cómo lo vuelves a integrar en tu vida.

03

La neurobiología del descanso

Conocer las distintas maneras en que el cuerpo está diseñado para afrontar el estrés y para bajar el ritmo antes de relajarse es esencial para entender cómo practicar el descanso. Necesitamos dedicar tiempo para entender los sistemas internos que rigen tanto el descanso como los estados de activación. Este capítulo explora de un modo práctico estos sistemas, su ámbito de influencia y cómo nos podemos llevar bien con ellos para que nos ayuden a anclarnos y a descansar. Veremos que la seguridad desempeña un papel crucial en nuestra capacidad de recuperación, que estamos diseñados para descansar desde que llegamos al mundo y lo importante que es el descanso sensible al trauma.

Si es la primera vez que lees acerca del cuerpo o del sistema nervioso, puedes avanzar epígrafe a epígrafe. No hay prisa. Esta es la sección más compleja del libro y te sugiero que la leas poco a poco, deteniéndote siempre que lo necesites para reflexionar e integrar la información. Te animo a que leas los apartados varias veces y que tomes notas de las partes y de los hábitos de descanso que te resuenen más.

El sistema nervioso y el descanso

El sistema nervioso autónomo alberga la principal vía de descanso del cuerpo. Este sistema involuntario regula muchos de los procesos corporales internos, como la respiración, la digestión, la presión arterial, la excitación sexual, la frecuencia cardiaca y el metabolismo. La neurocepción es un proceso inconsciente que permite al sistema nervioso escanear el entorno en busca de señales indicadoras de seguridad o de peligro, para poder responder o reaccionar en consecuencia.

El sistema nervioso autónomo tiene dos ramas principales que trabajan juntas: el sistema simpático y el parasimpático. El sistema nervioso simpático, también conocido como *respuesta de huida o lucha*, regula las acciones inconscientes del cuerpo. La activación simpática nos ayuda a pasar a la acción en situaciones que generan emociones intensas (como dar una conferencia) o en situaciones amenazadoras (como un sonido fuerte e inesperado). El sistema nervioso parasimpático, o la *respuesta de descanso y digestión*, existe para ayudarnos a conservar la energía, restaurar el cuerpo y bajar el ritmo cuando dejamos atrás una situación estresante.

A principios de la década de 1990, el doctor Stephen Porges presentó otra rama de la arquitectura del sistema nervioso parasimpático, el complejo vagal ventral, como parte de su teoría polivagal. El complejo vagal ventral interviene en la sensación de conexión y seguridad, dos elementos claves del descanso. Para poder descansar, es imperativo que nos sintamos lo suficientemente seguros como para bajar el ritmo, sentir las sensaciones presentes en el cuerpo y permitir que los sistemas se relajen y entren en estados conectados y reparadores.

El sistema nervioso parasimpático está controlado por el nervio vago que, en realidad, es un conjunto de fibras nerviosas que parten del tronco encefálico y descienden por todo el cuerpo. Se le conoce como el *nervio errante* porque *vagus* significa «errante» en latín y porque entra en contacto con múltiples órganos y regiones del cuerpo. El complejo vagal tiene dos vías: la dorsal y la ventral. La vía vagal dorsal responde a las señales de peligro percibidas e informa al cuerpo que debe detenerse, congelarse y desconectarse de la conciencia. La vía vagal ventral, de evolución más reciente en el ser humano, responde a señales de seguridad y es la responsable de invitar a la conexión con los demás. Este sentido de conexión se puede manifestar como la risa durante una actividad compartida con un ser querido o como una conversación íntima.

La rama vagal ventral, también conocida como *sistema de conexión social*, es una combinación de actividad y de calma. El sistema de conexión social es el vehículo mediante el que aprendemos a regularnos junto con los demás, y es una manera muy potente de restaurarnos y de descansar en el presente. La corregulación es la capacidad de encarnar la conciencia de cómo nuestro sistema nervioso autónomo interactúa con el de las personas que nos rodean.

Durante las horas de vigilia, el cuerpo ha de fluir con relativa facilidad entre las distintas ramas del sistema nervioso autónomo. En otras palabras, los sistemas deberían cobrar impulso cuando estamos en un estado activo (simpático) y regularse a la baja cuando estamos en un estado menos activo (parasimpático). Además, necesitamos contar con las habilidades necesarias para acceder al sistema de conexión social (vagal ventral) cuando buscamos conexión y seguridad, y movilizarnos cuando nos damos cuenta de que hemos entrado en una respuesta de bloqueo (vagal dorsal). El sistema nervioso no está hecho para estar siempre activo ni para que una de las ramas se imponga a las demás. Necesitamos periodos de actividad, de conexión y de descanso. Necesitamos acceder a la inteligencia del sistema nervioso para instaurar estos ritmos esenciales. Iniciar un hábito de descanso es una de las maneras en que podemos aprender a prestar atención a lo que sucede en nuestros sistemas para sentirnos más seguros y más sólidos.

La vía vagal ventral del nervio vago nos permite mantenernos abiertos y disponibles para la conexión y el descanso. Más allá de dormir, concedernos a diario algo de tiempo para conectar con el sistema nervioso parasimpático es otra manera de regenerarnos y de nutrirnos. Muchos de los hábitos de descanso de este libro estimulan el nervio vago ventral, lo que ayuda al cuerpo a sentirse lo bastante seguro como para anclarse en el momento presente. La red vagal ventral asciende desde el diafragma hasta el tronco encefálico, y se ha demostrado que respirar con suavidad de forma consciente la refuerza.[10]

Reiniciar el nervio vago

Este hábito tan sencillo como efectivo ayuda a relajar la musculatura del cuello y facilita la integración entre los hemisferios derecho e izquierdo del cerebro mediante movimientos oculares. Reiniciar el nervio vago también reduce la tensión corporal, aumenta la regulación emocional y reduce el estrés de la mente y el cuerpo.

El nervio vago pasa directamente por detrás del músculo esternocleidomastoideo y por delante de los escalenos, los músculos laterales del cuello. Todos estos músculos tienden a estar muy contraídos en la mayoría de las personas y, con frecuencia, señalan el predominio del sistema simpático en el sistema nervioso. Los movimientos oculares son muy potentes, porque se asocian a los músculos que descansan en la base del cráneo. Los movimientos oculares de este hábito crean micromovimientos que liberan la tensión de estos músculos, lo que puede promover el flujo de energía y la conexión social, un elemento clave de la regulación emocional y del descanso seguro.[11]

En lugar de intentar alcanzar un estado fijo de descanso, reiniciar el nervio vago nos invita a entrar y salir de un estado flexible de conciencia y desactivación. Este ejercicio es una manera muy potente de tonificar el nervio vago y de darnos acceso al descanso cuando realmente lo necesitamos.

Acerca la oreja derecha al hombro derecho sin girar la cabeza.

Ahora, dirige la mirada hacia la derecha.

Respira cuatro o cinco veces por el lado izquierdo del cuello y, luego, devuelve la cabeza al centro y la mirada al frente.

Repite el proceso hacia la izquierda.

Fíjate en cómo te sientes.

También puedes explorar las sensaciones que te suscita acercar la oreja derecha al hombro derecho mientras diriges la mirada hacia la izquierda.

De nuevo, mantén la postura durante cuatro o cinco respiraciones y, entonces, cambia de lado.

Cuando termines, fíjate en cómo ha cambiado tu sensación de presencia, de regulación a la baja o de descanso.

El ciclo de la respuesta de estrés

Muchos de nosotros no pasamos el tiempo suficiente en un estado reparador. Por el contrario, operamos en un modo de supervivencia crónico, ya sea consciente o inconscientemente. Con frecuencia, entramos en modo de supervivencia porque quedamos atrapados en un ciclo de respuesta de estrés. En la mayoría de los casos, el estrés que experimentamos en la actualidad no se debe a un evento puntual con una sola causa y una sola reacción. El estrés es un ciclo que se compone de varias fases.

Un incidente estresante puede aumentar la frecuencia cardiaca y respiratoria, interferir con la digestión y tensar la musculatura. Estos síntomas aparecen con frecuencia cuando enviamos correos electrónicos o mensajes de texto. Linda Stone, escritora, investigadora y exdirectiva de Apple y de Microsoft, descubrió este fenómeno, al que ahora se conoce como *apnea de pantalla*. Stone observó que la mayoría de las personas, casi el 80 %, contienen de manera inconsciente la respiración, o respiran de manera más superficial, cuando responden a correos electrónicos o a mensajes de texto. Te animo a que prestes atención a cómo respiras la próxima vez que escribas un correo electrónico o un mensaje de texto. ¡Te sorprenderá la frecuencia con la que activas la respuesta de estrés!

En un día cualquiera, o bien usamos una cantidad exorbitada de los recursos del cuerpo solo para funcionar, o bien el sistema se bloquea (lo que también consume una cantidad considerable de energía) y entramos en modo de conservación, otra manera de sobrevivir. Mientras que el estado que se asocia más frecuentemente al estrés o la ansiedad crónicos es el de hipervigilancia o hiperactivación, es importante que mencionemos también el estado de conservación o hipoactivación. Cuando entramos en el estado de hiperactivación, es posible que experimentemos problemas de sueño, dificultades para concentrarnos, irritabilidad o ansiedad crónica o que nos sobresaltemos con facilidad. En el estado de hiperactivación, activamos la respuesta de huida o lucha y vivimos en una alerta y tensión constantes. Por su parte, la hipoactivación es la respuesta vagal dorsal, la fisiología de bloqueo. La respuesta vagal dorsal indica que el cuerpo está experimentando el mayor nivel de activación posible y que se bloquea porque ha contenido demasiada energía y superado su umbral de tolerancia. Algunos de los indicadores habituales de la hipoactivación son la anestesia emocional, la depresión, la disociación o la sensación de vacío, bloqueo o aislamiento.

En casos de trauma complejo y colectivo, navegamos en la confusión que surge de intentar funcionar oscilando entre la hiperactivación y la hipoactivación, y pasamos poco o ningún tiempo curando los sistemas parasimpático o de conexión social (vagal ventral). El trauma complejo alude a una serie de acontecimientos traumáticos a lo largo de un periodo prolongado, como meses o años. El trauma colectivo hace referencia a un acontecimiento o acontecimientos traumáticos compartidos por un grupo de personas. Puede implicar a un grupo pequeño, como una familia, o a toda una población o sociedad.

Cuando el cuerpo está condicionado o programado para estar predominantemente en un estado del sistema nervioso simpático, o de hiperactivación, el nivel de estrés suele ser elevado y estallamos con facilidad. Cuando un elemento del ambiente (como una fecha límite que se cierne sobre nosotros) nos hace estallar, puede activar una cascada de hormonas de estrés, como el cortisol, que producen cambios fisiológicos en el cuerpo.

Esta combinación de respuestas fisiológicas al estrés suele recibir el nombre de *respuesta de huida o lucha*, porque evolucionó como una estrategia de supervivencia muy eficiente que permitió a los humanos y a otros mamíferos reaccionar a velocidades rapidísimas ante situaciones amenazantes. Esta cadena de cambios hormonales y de respuestas fisiológicas tan bien orquestados y prácticamente inmediatos ofrece al cuerpo lo que necesita para huir o luchar ante la mera percepción de un peligro, y garantizar así la seguridad y la longevidad de la especie. Al igual que la mayoría de los procesos biológicos, el ciclo de respuesta al estrés tiene un comienzo, un punto máximo y un fin. Por desgracia, y debido a la opresión sistémica generalizada, al estado de nuestro entorno y a la velocidad de nuestra cultura, muchos de nosotros activamos inconscientemente la respuesta de huida o lucha en nuestra vida cotidiana. Y, en consecuencia, el ciclo de respuesta al estrés pasa por las dos primeras fases, pero nunca acaba de terminar o cerrarse. No salimos del ciclo, sino que pasamos directamente al siguiente, al siguiente y al siguiente.

Vivir en un estado de estrés crónico afecta negativamente a nuestra salud física y psicológica, lo que nos impide descansar. Con el tiempo, la activación repetida de la respuesta al estrés acaba pasando factura al cuerpo y abre la puerta a la ansiedad, la depresión y la adicción. Si no se controla, puede conducir al síndrome de desgaste profesional, un problema de salud mental de proporciones globales. Muchos de nosotros saltamos de una experiencia estresante a la siguiente, impulsados por una combinación de traumas no sanados, el ritmo acelerado de la sociedad y el sinfín de problemas a los que nos enfrentamos como seres humanos. El trauma ocurre cuando el estrés psicológico de una situación es mayor que nuestra capacidad para afrontarlo en el momento o poco después. El trauma también puede ser consecuencia de ser testigo del sufrimiento de otros, ya sea directamente o en la pantalla. Además, la exposición continuada y repetida a la discriminación puede activar la fisiología del trauma.

Cuando estamos atrapados en un ciclo de respuesta al estrés, somos incapaces de ponerle fin. Y esto nos veta el acceso al descanso y a la recuperación que tan desesperadamente necesitamos. Cada ciclo incompleto repetido de estrés se suma al anterior, lo que no solo interfiere con el sueño, la relajación y el disfrute de la vida, sino que debilita la motivación y la capacidad para afrontar el siguiente acontecimiento o situación estresante.

El descanso sufre. La vida sufre. La comunidad sufre.

Vivir en modo de supervivencia nos acelera cada vez más y nos lleva a evitar el trabajo más profundo que necesitamos hacer por nosotros, por nuestras comunidades y por la Tierra. Debemos aprender a salir del ciclo agotador que supone el modo de supervivencia cuando sea seguro hacerlo, y adoptar el hábito de descansar estando presentes en nosotros mismos.[12]

La vida está llena de estrés, y eso no va a cambiar. Nos enfrentamos a muchísimas cosas día tras día: a mucho dolor, tristeza, incertidumbre e injusticia. Necesitamos hábitos que nos ayuden a reorganizarnos, regularnos y descansar para estar presentes y formar parte de la transformación que queremos encarnar. El problema no se limita al estrés en sí mismo, sino a cómo, y si disponemos de la capacidad para poner fin con regularidad a los ciclos de respuesta de estrés y, así, evitar permanecer en un estado crónico de estrés.

Antes de seguir, quiero hablar de la diferencia entre *capacidad* y *tolerancia*, porque es algo que he tenido que trabajar yo misma, y que aparece una y otra vez en mi trabajo con clientes. Muchos de nosotros hemos aprendido que podemos tolerar mucho en nuestras vidas. Hemos desarrollado estrategias para seguir adelante hasta agotarnos, y hemos aceptado lo que no nos gusta o aquello con lo que no estamos de acuerdo para poder sobrevivir. Que podamos tolerar y hayamos tolerado tanto no significa que tengamos la capacidad de completar los ciclos de respuesta. Para desarrollar esa capacidad, tenemos que empezar a desentrañar lo que toleramos y cómo afecta a nuestra fisiología, además de practicar estar con nosotros mismos y con las oleadas de sensaciones y de emociones que surgen cuando bajamos el ritmo lo suficiente para descansar.

Avanzar hacia la regulación y el descanso

A continuación, encontrarás cuatro hábitos de descanso de eficacia demostrada que te ayudarán a completar el ciclo de respuesta al estrés conectando con el sistema vagal ventral y haciendo avanzar a tu fisiología hacia la regulación y el descanso: respirar, moverse, abrazar y crear.[13]

Respirar: ralentizar la respiración alargando las exhalaciones es una manera rápida y sencilla de calmar el sistema nervioso central y pasar de un estado simpático a un estado parasimpático.

Moverse: baila, salta, golpea una almohada o corre. Usa el cuerpo. La actividad física puede interrumpir el ciclo de estrés y ponerle fin.

Abrazar: cuando abrazamos a alguien a quien queremos y con quien nos sentimos seguros, el cuerpo segrega oxitocina, la «hormona del amor». Esta hormona promueve la relajación y reduce la ansiedad, lo que a su vez puede reducir la presión arterial.

Crear: dibuja, pinta, escribe o canta. Usa la creatividad para mover la energía y completar el ciclo de estrés.

Notas acerca de la respuesta de apaciguamiento

Ya hablamos de las respuestas de estrés crónico clásicas (la hiperactivación y la hipoactivación) y hemos explorado la respuesta de huida o lucha en relación con el ciclo de respuesta al estrés. En los últimos años, se ha añadido otra respuesta en la discusión sobre estos temas: la *respuesta de apaciguamiento*, término acuñado por Pete Walker, en su libro *TEP complejo: de sobrevivir a prosperar*.* Vale la pena mencionarlo, porque tiene una relación muy clara con nuestra capacidad para bajar de revoluciones y descansar.

* S. l., Independently Published, 2019.

Como la de huida o lucha, la de apaciguamiento es una respuesta fisiológica ante una amenaza o factor estresor. Está directamente relacionada con las jerarquías sociales y otros sistemas de opresión en nuestra cultura, porque la realidad es que no todo el mundo puede huir o luchar en una situación peligrosa o amenazadora. Muchos de nosotros hemos aprendido que la vida es mucho más fácil si aprendemos a apaciguar o a adular a los demás. Esto puede adoptar distintas formas, como no expresar nuestra opinión, evitar los conflictos, decir que sí cuando queremos decir que no, ser complaciente, entrometerse, no tener límites, ceder ante otros o no compartir opiniones o deseos.

Y esto nos devuelve al tema del descanso. Gran parte de aprender a descansar consiste en descubrir las maneras en que hemos estado apaciguando a los demás y evitándonos a nosotros mismos y a nuestras necesidades. Muchas veces, mantenernos seguros suscita vergüenza, una vergüenza que habita en el cuerpo. La respuesta de apaciguamiento lleva a desconectarnos de las sensaciones corporales, de las necesidades propias y de las emociones. Las respuestas de apaciguamiento son habituales, es decir, podemos complacer y complaceremos a los demás automáticamente. Es muy difícil acceder al descanso si estamos desconectados de nosotros mismos. Si complacemos a los demás, anteponemos las necesidades, los deseos y los anhelos de otros a los propios, con frecuencia a expensas de nosotros mismos y de nuestro descanso. Si quieres ayuda para sanar tus respuestas de apaciguamiento, te recomiendo que comiences con el hábito de descanso «Límites somáticos» (véase pág. 130). Curar las respuestas de apaciguamiento habituales exige tiempo, paciencia y la voluntad de bajar el ritmo. Y, como el descanso, es un trabajo difícil y esencial.

La fisiología del descanso

El cuerpo dispone de un ciclo de respuesta al estrés que se activa para protegernos del peligro. Sorprendentemente, también disponemos de un ciclo de respuesta biológica de descanso que compensa los efectos de la fisiología del estrés y de la huida o lucha. Activar la fisiología del descanso es una manera efectiva de desactivar la respuesta de huida o lucha y de facilitar la regulación del cuerpo.

Vivir con niveles elevados de estrés en el cuerpo como consecuencia de los ciclos incompletos de respuesta ante este puede contribuir a varias enfermedades prevalentes y asociadas al estrés, como la ansiedad, la depresión, la enfermedad de reflujo gastroesofágico (ERGE), la fatiga adrenal o las dolencias cardiovasculares. Cuando practicamos el descanso, conectamos con el sistema nervioso parasimpático, que activa la respuesta de descanso. La investigación ha demostrado que, practicada con regularidad, esta respuesta puede aliviar muchos de los problemas de salud consecuencia del estrés crónico, como la ansiedad, el insomnio, la hipertensión, la fibromialgia y los trastornos gastrointestinales.

Cuando vivimos en estados crónicos de ansiedad y estrés, los distintos sistemas del cuerpo carecen del tiempo necesario para recuperarse. Acceder a la respuesta de relajación mediante los hábitos de descanso que explora el libro es un antídoto muy potente contra la estresante era en la que vivimos. Se trata de hábitos sencillos que nos ayudan a comenzar el trabajo necesario para salir de estados de estrés y agobio, y acceder a estados de regulación y descanso. Reservar tiempo a diario para dar al cuerpo el espacio que necesita para descansar es un hábito esencial para todos los aspectos de nuestro bienestar. Se puede pensar en la fisiología del descanso como en un estado de relajación y de alivio, un estado al que se puede acceder mediante los hábitos de descanso de este libro, siempre que los practiques durante un mínimo de diez minutos y, en la medida de lo posible, hacia la misma hora cada día.

Aprender a descansar es un proceso. Liberar los lugares del sistema nervioso que están atenazados por el estrés requiere tiempo. Para algunos, el descanso puede causar más activación en el sistema nervioso, debido a traumas presentes o pasados. En ese estado, el mensaje del cuerpo es que la última vez que estuvimos relajados sucedió algo malo. Cuando la fisiología dominante del cuerpo está acelerada, descansar puede dar algo de miedo, porque sentir la relajación corporal puede provocar más activación. La clave reside en ir poco a poco y en pedir ayuda cuando la necesitemos.

Encontrar tiempo para descansar entre todo lo que tenemos que hacer en un día y con todo lo que nos condiciona a seguir avanzando puede ser difícil. Pero tenemos que encontrar ese tiempo. Descansar no es una práctica esporádica o un respiro antes de volver a sumirnos en el bullicio. Descansar es un hábito profundo que exige la voluntad de seguir intentándolo y de seguir practicando, de modo que se pueda acabar convirtiendo en parte de nuestra caja de herramientas.

RECORDATORIO

Atiende a las *señales*
del cuerpo
cuando te diga basta,
cuando te diga que
está *listo* para
descansar.

REVOLUCIONARIO

Visualizar el descanso

La visualización es una técnica de eficacia demostrada que ayuda a desactivar el estrés y a activar la fisiología de relajación.[14] Este hábito consiste en concentrarse en una imagen relajante que nos permita acceder a un estado mental sereno y tranquilo, y a un sistema nervioso regulado. Visualizar se parece a soñar despierto y apela a la imaginación para ampliar nuestra capacidad de acceder al descanso centrando la atención visual y mental en imágenes que nos permiten exhalar y relajarnos.

Comienza buscando un lugar relativamente silencioso y tranquilo donde practicar. Siéntate en un lugar cómodo o acuéstate en el suelo.

Respira lentamente, por la nariz. Relaja los ojos e imagina que la tensión del cuerpo se funde poco a poco. Visualiza un lugar en el que te sientas seguro y relajado.

Usa los sentidos para sumar capas a tu experiencia de descanso. ¿Qué oyes? ¿Puedes oler fragancias relajantes, como de árboles, flores o algo que se está cocinando? ¿Hace calor o frío? ¿Sientes el aire sobre la piel? ¿El cielo está despejado, nublado, tormentoso, lleno de estrellas...?

Obsérvate y acércate poco a poco a tu visión, sintiéndote más relajado y más sereno a cada paso que das. Sigue respirando poco a poco por la nariz.

Relaja el rostro y suelta la tensión que pueda haber en la frente, en el entrecejo, en el cuello y en la garganta. Relaja los ojos y descansa. Dedica unos instantes a mirar a tu alrededor y a sentir las sensaciones que haya en tu cuerpo.

No tienes que hacer el menor esfuerzo para estar ahí. Dedica tiempo a sumergirte en la experiencia. Imagina que todo el estrés, la tensión y el agotamiento abandonan tu cuerpo con cada exhalación.

Cuando estés listo, devuelve la atención poco a poco a tu entorno y reoriéntate mirando a tu alrededor durante unos instantes.

Programados para descansar

Ahora que ya viajamos por el sistema nervioso autónomo y exploramos las respuestas al estrés y de relajación, pasaremos a hablar de cómo estamos programados para descansar en presencia de otros desde el momento en el que llegamos al mundo. Nacemos con la necesidad biológica de seguridad durante el descanso. Hemos salido de la aldea, por decirlo de algún modo, pero la necesidad biológica de descansar en presencia de protectores seguros no se ha adaptado a la misma velocidad con la que ha avanzado nuestra vida moderna.

Durante el primer año de vida, aprendimos (o no) a sumergirnos en el descanso proporcionado por el sistema nervioso parasimpático y en la seguridad que nos ofrecían nuestros padres o cuidadores. Esta fue nuestra introducción al descanso y vale la pena que la exploremos, ya que sienta las bases de nuestros hábitos de descanso. ¿Cómo aprendimos a descansar? A partir de lo capaces que fueran nuestros cuidadores de corregularse accediendo a su estado vagal ventral. En la relación entre cuidador y bebé, la corregulación ayuda a que el sistema nervioso autónomo del bebé se desarrolle y funcione de maneras que faciliten un mayor equilibrio emocional y una mejor salud física. Cabe subrayar que nacemos con el complejo vagal dorsal «en línea», mientras que el complejo vagal ventral se desarrolla durante el primer año de vida a través de la corregulación con los cuidadores.[15] Durante la primera infancia, el sistema nervioso depende de terceros para ayudar al bebé a sentirse seguro, conectado y relajado. Si el sistema nervioso no recibe esta nutrición esencial desde el primer momento, nos costará aprender a relajarnos solos y descansar. Además, la transmisión de traumas intergeneracionales nos enseña que la calidad de la corregulación que recibieron nuestros cuidadores también forma parte de nuestra fisiología. Si se sintieron o no seguros, conectados o relajados durante su primera infancia está programado en nuestro sistema nervioso. Se supone que, durante los primeros años de vida, debemos una base sobre la que aprender a descansar en presencia de nuestros cuidadores. Si no nos la pudieron ofrecer o si sufrimos maltrato cuando estábamos en estados vulnerables de sueño o de descanso, es muy posible que, una vez llegados a la edad adulta, este aspecto relacional del descanso pueda ser un estresor para nuestro sistema nervioso. Puede conectar tanto con la red de estrategias de supervivencia de nuestros sistemas como con el trauma que experimentamos de bebés o de niños.

Descansar puede sacar a la luz mucho de lo que subyace en nuestros sistemas nerviosos y en nuestros cuerpos. Revisitar los aspectos de nuestro pasado que nos han programado para sentirnos inseguros mientras descansamos es un trabajo profundo y complejo. Es importante saber que, incluso si no recibimos una base segura de descanso durante nuestro primer año de vida, podemos reparar esa ruptura, sanarnos y descansar con seguridad ahora. También es importante recordar que no tenemos por qué avanzar solos en este proceso ni apresurarnos. Podemos pedir ayuda y aprender a descansar a un ritmo que nuestro sistema nervioso pueda metabolizar.

Recordar el descanso

Recordar momentos en los que nos sentimos seguros en presencia de amigos o de seres queridos es una manera muy potente de guiar al sistema nervioso hacia el descanso. Este hábito sencillo y reflexivo ayuda al sistema nervioso a activar la conexión social o el sistema vagal ventral de nutrición y reparación. Recordar la seguridad y la corregulación desactiva la fisiología de estrés y nos ayuda a reforzar la capacidad de descansar en el presente.

Recuerda un momento en el que te sintieras seguro en presencia de un amigo o de un ser querido. Recuerda tanto como te sea posible las palabras, el contacto, los gestos o las acciones que usaron para calmarte y consolarte o para apoyarte.

Mientras recuerdas cómo se mostraron ante ti, fíjate en los aspectos sensoriales del recuerdo en tu cuerpo (qué ves, oyes, sientes en la piel y hueles), como si estuvieras con ellos ahora. Observa tu respuesta, intenta recordar la emoción que sentiste en aquel momento y fíjate en lo que sientes ahora, en el presente, cuando recuerdas la experiencia.

Si el recuerdo evoca aspectos difíciles, detenlos en un estacionamiento imaginario y recupera los aspectos sensoriales del recuerdo sereno. Cuando estés listo, fíjate en lo que sientes en el cuerpo en ese momento y en tu experiencia general ahora.

Descansar sintiéndose seguro

CON FRECUENCIA, aprender a descansar nos ofrece muchas oportunidades de llevar nuestra conciencia a las regiones del cuerpo y los lugares de nuestra cultura en los que podemos o no acceder a la seguridad. Este hábito sencillo nos invita a darnos cuenta de hacia dónde gravitamos y de cómo nuestro sistema nervioso encuentra seguridad en lugares que solemos pasar por alto.

Dedica unos minutos a escribir en tu diario acerca de los espacios en los que accedes a la sensación de seguridad a lo largo del día. Quizá sea llevar una prenda de ropa concreta que te ayuda a anclar el sistema nervioso, o el aroma de una flor o el de tu árbol preferido. También puedes explorar otras ideas, como los objetos que mantienes cerca de ti, los lugares del mundo a los que sientes que perteneces o los seres queridos capaces de albergar tu corazón y sintonizar con todo tu sistema.

Para dar un paso más, elige uno de los elementos que hayas apuntado y dedica unos momentos a reflexionar sobre él. Permite que los sentidos exploren e identifiquen hasta los cambios más sutiles en tu cuerpo que indiquen que te sientes seguro. Por ejemplo, podría ser una exhalación más prolongada, un rugido del estómago o la relajación de los hombros.

Recurre a este ejercicio siempre que tu sistema nervioso necesite calmarse o que quieras recordar que puedes conectar con destellos de seguridad incluso en los momentos más vertiginosos de la vida. Cuando te concedas unos instantes para practicar este hábito con regularidad, tu sistema se orientará hacia descansar sintiéndose seguro. Como el descanso, este hábito tiene un efecto acumulativo. Cada vez que decidas atender a los micromomentos de seguridad de tu vida cotidiana, te acercarás más al descanso profundo que estás llamado a encarnar.

Apoyo para el descanso sensible al trauma

Antes de concluir esta parte del libro, quiero compartir contigo recursos para un descanso sensible al trauma. Se trata de una información tan próxima a mi propio sistema nervioso que me parece imprescindible incluirla en un análisis sobre el descanso. A pesar de la actitud que la cultura dominante mantiene respecto al descanso, no todos descansamos de la misma manera, como tampoco tenemos las mismas barreras personales que nos impiden descansar. Muchos de nosotros nos enfrentamos a los efectos del trauma en nuestras vidas, nuestras comunidades, nuestro linaje e incluso la tierra que habitamos. Vivir con traumas no elaborados suele imprimir cierta sensación de urgencia en el sistema nervioso y puede afectar significativamente a nuestra capacidad para descansar en el presente.

Durante la última década, la investigación ha demostrado que los efectos biológicos y emocionales del trauma se pueden transmitir de generación en generación.[16] Esta investigación pionera está empezando a cambiar cómo tratamos y entendemos nuestros traumas individuales, los traumas de quienes llegaron antes que nosotros y nuestros traumas colectivos. Se trata de un trabajo que está ampliando la imagen que vemos cuando miramos desde el lente del trauma histórico, de la «herida emocional y psicológica acumulativa» a lo largo de generaciones.[17]

Es imposible explorar la sensación de urgencia y el ritmo de nuestras vidas individuales sin abordar también los efectos del trauma personal y colectivo. Según la investigación, más del 70% de las personas en Estados Unidos han tenido al menos una experiencia traumática en su vida. Y se trata de estudios que no tienen en cuenta el trauma sistémico, racial, complejo y colectivo que afecta a diario a millones de estadounidenses. Solemos pensar en el trauma como maltrato emocional, físico o sexual, asociado a guerras o catástrofes globales colosales. Sin embargo, la pandemia de

COVID-19, la inminente crisis climática y las distintas divisiones en nuestro mundo han creado una sociedad traumatizada.

También se está empezando a aceptar de manera generalizada que la probabilidad de sufrir uno o más síntomas de trastorno de estrés postraumático (TEPT), desde ansiedad hasta insomnio, se triplica si uno de los progenitores ha sufrido TEPT. El trauma se manifiesta en el cuerpo, el cerebro, las creencias y la conducta, y la ciencia ha demostrado que no es necesario haber experimentado directamente un trauma para que este ejerza un impacto negativo sobre nuestro corazón o afecte a nuestro sistema nervioso.

El trauma se puede experimentar en muchos lugares, ya sea en casa, en la escuela, en el trabajo, en la comunidad o en una zona de guerra. El *trauma* no se define por el acontecimiento en sí mismo, sino por cómo cada persona o comunidad lo experimenta o lo experimentó. Peter Levine, fundador del Somatic Experiencing Institute, explica que «el trauma no es lo que nos sucede, sino lo que guardamos en nuestro interior en ausencia de un testigo empático». Dos personas que hayan experimentado traumas similares no necesariamente presentarán los mismos síntomas. A pesar de que las manifestaciones del trauma son muy diversas, algunas de las más habituales, como la sensación de urgencia, la hipervigilancia, la ansiedad, el miedo, la disociación y el dolor físico, hacen que bajar de revoluciones y descansar sea extremadamente complicado.

Las personas que hemos experimentado un trauma, o que seguimos gestionando el trauma en la vida cotidiana, nos podemos sentir muy incómodas, e incluso aterradas, ante la idea de bajar de ritmo y descansar. Es fundamental que aprendamos a aumentar progresivamente la «dosis» del hábito de descanso, es decir, que practiquemos descansos breves, como «Descansa un minuto» (véase pág. 20), para incrementar poco a poco nuestra capacidad durante periodos de descanso más prolongados. A medida que nuestra capacidad crezca, podremos practicar durante periodos más largos.

Alargar los periodos progresivamente es también una manera de integrar el trauma en el sistema nervioso y una técnica muy efectiva que he añadido a mis formaciones, por el gran impacto que ejerce en el aprendizaje del descanso, sobre todo para quienes hemos sufrido un trauma. El aumento gradual nos ayuda a integrar el descanso de forma progresiva y nos da el espacio necesario para asimilar cada momento de descanso a medida que nos sentimos preparados para ello. Parte de lo que puede suceder con el trauma es que el sistema nervioso sea incapaz de tolerar un ritmo más lento: resulta abrumador y puede catapultar el sistema nervioso a la fisiología de supervivencia, ya sea con la respuesta de huida o lucha (simpático) o de bloqueo-congelación-apaciguamiento (vagal dorsal). Trabajar progresivamente el hábito de descanso nos ofrece las habilidades somáticas que necesitamos para permanecer en la incomodidad que surge cuando conectamos con los lugares del sistema nervioso que no se han sentido lo bastante seguros como para poder descansar.

En términos prácticos, el abordaje gradual del hábito de descanso consiste en darse cuenta de cuándo las sensaciones corporales son demasiado intensas y superan el límite de tolerancia del cuerpo, por lo que aumentan la fisiología simpática. En esos momentos, cambiamos de marcha y nos anclamos en la orientación (véase pág. 70) y ralentizamos las cosas aún más. Una vez que nos hemos serenado, podemos reanudar el hábito de descanso que hemos interrumpido. Por otro lado, si la estrategia de afrontamiento predominante de tu sistema nervioso es la anestesia emocional o la desconexión, algo que resulta muy fácil de hacer al comienzo de un hábito de descanso sentado o acostado, te recomiendo hábitos más activos, como el baño de naturaleza (véase pág. 170), cuidar de una planta (véase pág. 180) o podar (véase pág. 182).

Tal y como ya mencioné antes, el hábito de orientación consiste en empaparnos del mundo que nos rodea a través de los sentidos. Se puede practicar en cualquier sitio, en casa o en la calle, y es una manera muy eficaz de volver a conectar nuestros sistemas con su fortaleza, ya estemos estresados, abrumados o decaídos. Estos son algunos ejemplos de orientación: sentir la calidez del sol en las mejillas, disfrutar de la belleza de una luna llena, observar una de nuestras fotos preferidas en la repisa de la chimenea, oler la fragancia de una flor, tocar el tejido de la ropa o escuchar el canto de un pájaro o el sonido del viento al pasar entre las hojas de un árbol.

Vivir con los efectos del trauma o atrapados en la fisiología de la supervivencia nos lleva a desconectarnos de nuestra capacidad orgánica de vincularnos con el entorno de un modo que nos permita acceder a la seguridad del sistema vagal ventral y al descanso. Si dedicamos tiempo a practicar la orientación consciente en breves momentos a lo largo del día y durante los hábitos de descanso, concedemos a nuestro sistema nervioso la oportunidad de desarrollar habilidades internas para experimentar el descanso.

La orientación puede resultar incómoda si hemos almacenado estrés de supervivencia en nuestro sistema nervioso o en nuestro linaje. Es posible que, cuando comiences a practicar la orientación, tu sistema sienta temor o el impulso de huir. También es posible que sientas la necesidad de distraerte del aburrimiento. Ambas reacciones son bienvenidas. Ninguna de las dos es ni buena ni mala. Son reacciones que narran la historia de lo que tu cuerpo ha tenido que hacer para mantenerte a salvo como resultado del trauma o del malestar emocional. En la medida en que puedas, intenta practicar la autocompasión respecto a las maneras en que tu cuerpo te ha mantenido a salvo. Al mismo tiempo, aprende a abordar con suavidad las respuestas de tu sistema nervioso, de modo que puedas sanar y descansar. Cuando emprendemos el viaje al descanso, las energías de supervivencia almacenadas ascienden a la superficie para que las podamos liberar. La orientación te ayudará a abordar los hábitos de forma gradual y a integrar microdosis de descanso para fortalecer la capacidad de tu sistema de estar presente y encarnado.

Te aconsejo que comiences todas las sesiones de descanso con el ejercicio «Orientación» (véase pág. 70). También te lo recomiendo cuando sientas tu sistema ansioso, estresado, abrumado o desconectado. La orientación también es útil ante la tristeza o el dolor emocional. Es un hábito que enseña al sistema nervioso que puede experimentar estrés y, luego, recuperar un estado de descanso. Si te sientes ansioso mientras practicas un hábito de descanso, por ejemplo, te puedes orientar llevando la atención a lo que esté en tu línea de visión o a los sonidos que oigas donde estés. Al igual que sucede con el aumento progresivo de los periodos de descanso, practicar la orientación te ayudará, con el tiempo, a aumentar la capacidad de tu sistema nervioso para acceder al ritmo de descanso con más libertad, más tranquilidad y durante periodos de tiempo más prolongados.

Orientación

Si te das cuenta de que estás experimentando sensaciones, pensamientos o emociones intensos, recurre a los cinco sentidos para que devuelvan tu cuerpo al momento presente. Puedes hacer este sencillo ejercicio de orientación en cualquier momento en el que necesites hacer una pausa, anclarte, integrar tu experiencia o volver a conectar con el deseo de moverte más despacio.

Nombra cinco cosas que veas.

Nombra cuatro cosas que oigas.

Nombra tres cosas que puedas tocar extendiendo el brazo.

Nombra dos cosas que puedas oler.

Nombra una cosa que puedas saborear.

RECORDATORIO

El descanso
es un portal a
la *transformación*.

REVOLUCIONARIO

04

Por qué nos cuesta descansar

Si te cuesta bajar el ritmo, no estás solo.

Si eres incapaz de sentirte cómodo y como en casa en tu cuerpo, no estás solo.

Si estar presente y estar en tu propia compañía es muy difícil, no estás solo.

Si vives en «modo de supervivencia» casi todo el tiempo, no estás solo.

Si sabes que necesitas renovarte en algún nivel, pero no sabes cómo dar prioridad a la renovación, no estás solo.

Si integrar el descanso en tu vida cotidiana te parece imposible, no estás solo.

La sensación de urgencia ha permeado en mi vida desde que puedo recordar. Hace mucho que tengo la incómoda sensación de que me falta tiempo. Descansar ni siquiera fue algo en lo que pensara conscientemente hasta que el cuerpo no me dio otra opción que empezar a hacerlo. Esta urgencia ha formado parte de mí y, en ocasiones, todavía aparece. Se hace evidente en cómo contengo la respiración, en la aceleración del sistema nervioso, en la cadencia de mi discurso, en la velocidad de mis pensamientos y en lo acelerada que me siento al hacer transiciones.

No tomé conciencia de hasta qué punto esa sensación de urgencia influía en todos los aspectos de mi vida hasta mi primera experiencia con el síndrome de desgaste profesional, hace ya tantos años. Y, a pesar de que ya entonces vi lo desesperadamente que necesitaba descansar, tardé muchos años en desactivar la urgencia impresa en mi sistema nervioso y en tener claro de dónde había salido. En ocasiones, aún me tengo que esforzar en darme cuenta de que me acelero en un momento dado y en bajar de revoluciones, aunque reconozco que nuestra cultura infunde una sensación de urgencia en todos nosotros mediante los sistemas y las estructuras que sostiene, y mediante los dispositivos a los que estamos enganchados.

Vivir con sensación de urgencia complica mucho el descanso. Para muchos de nosotros, la necesidad imperiosa de vivir aceleradamente impregna la mayoría de nuestras horas de vigilia. Aceleramos en, sobre y por encima de nuestras vidas con abandono y casi nunca nos preguntamos si es así como queremos vivir (eso si es que nos lo llegamos a preguntar alguna vez). Estamos agitados, nerviosos, desconectados y, por mucho que consigamos hacer en un día, la lista de tareas pendientes se vuelve a llenar hasta el infinito. Nuestras vidas rebosan de elementos que nos parecen urgentes y que nos producen urgencia, y ese mar de urgencias en el que navegamos nos agota.

Estamos completamente exhaustos, como personas y como cultura, pero seguimos adelante como si el fuego aún ardiera. Y es que, en muchos sentidos, aún arde. En 2019, la Organización Mundial de la Salud (OMS) clasificó el síndrome de desgaste profesional como un trastorno de salud mental y la incidencia de este aumentó exponencialmente durante la pandemia de COVID-19. Los trastornos de ansiedad son el primer problema de salud mental en el mundo y afectan a más de 285 millones de personas, entre las que me encuentro yo.[18]

Vivimos con injusticias muy reales, urgentes y existenciales a las que debemos hacer frente, desde la crisis climática hasta la desigualdad económica, de género y racial, por nombrar solo algunas. Estos enormes problemas sistémicos necesitan de nuestra atención urgente.

Y, sin embargo, no podemos ayudarnos plenamente los unos a los otros ni servir al planeta si tenemos el depósito vacío. Tenemos que afrontar la urgencia de nuestro cuerpo, y aprender a regularnos y a descansar de modo que nos podamos ayudar mutuamente y trabajar para crear el mundo que queremos que hereden nuestros hijos y los hijos de nuestros hijos.

Tenemos que aprender a descansar si queremos cultivar la presencia anclada y serena esencial para formar parte de la solución a los problemas de nuestras comunidades. Tenemos que estar dispuestos a practicar el descanso por nosotros y por algo mayor que nosotros mismos. Eso es lo urgente. Supongo que si has elegido este libro es porque hay parte de ti que también siente esta urgencia. Por mucho que vivamos en una era en la que son muchos los problemas graves que necesitan atención, voy a afirmar algo revolucionario con la esperanza de dar aliento: la urgencia no tiene por qué ser nuestra normalidad.

Con solo escribirlo, siento que mi cuerpo dispone de más espacio para exhalar y aflojarse. Podemos cambiar. Podemos aprender a bajar el ritmo. Podemos aprender a encarnar la presencia. Podemos aprender a descansar.

Podemos elegir una línea base, una normalidad, distinta para nuestro sistema nervioso, nuestro cuerpo y nuestra comunidad. Exige esfuerzo. Hay muchos motivos que nos impiden descansar y, aunque la mayoría de nosotros somos verdaderos expertos en culparnos a nosotros mismos, es fundamental que redirijamos esa autoculpabilización y examinemos la imagen más amplia y profunda. Si bien es posible que creamos que, si vivimos acelerados, es porque lo buscamos, hay muchos elementos que influyen y nos afectan, y que nos mantienen en un ritmo demasiado rápido para el sistema nervioso y demasiado acelerado para crear una vida de discernimiento, reflexión y curación colectiva.

La noticia tranquilizadora es que podemos aprender a bajar el ritmo y a habitar nuestro cuerpo latido a latido. Y podemos aprender a descansar a pesar de la influencia de nuestra cultura obsesionada con la velocidad.

La era de la distracción

Mi hijo Solomon nació en 2018, el mismo año en que decidí darme un respiro de Instagram, porque quería explorar por qué acudía al celular una y otra vez a pesar de que estaba agotada y necesitaba descansar. Estaba segura de que me había vuelto adicta a Instagram, porque seguía deslizando el dedo sobre la pantalla a pesar de que la aplicación me provocaba una ansiedad intensa, alimentaba mi insomnio posparto, me activaba el sistema nervioso y me impedía acceder al silencio del santuario interno que tanto necesitaba para curarme y recuperarme. A pesar de los efectos negativos que experimentaba al usar la aplicación, me sentía incapaz de dejar de usarla si no me autoimponía una restricción total.

Durante mi respiro de Instagram, tomé el iPhone más de cuarenta veces al día durante las primeras dos semanas, para mirar la aplicación y aliviar el malestar emocional que estaba experimentando. No soy en absoluto la única en esta situación. En promedio, los estadounidenses miran el celular unas 262 veces al día (¡eso equivale a una vez cada cinco minutos y medio!).[19]* Si te preguntas cuántas veces agarras el celular o cuánto tiempo pasas en determinadas aplicaciones cada día, lo puedes averiguar con facilidad.[20] Aviso: ¡es muy probable que te quedes consternado! Una vez que obtuve esa información, sentí curiosidad por ese hábito que había desarrollado y que me llevaba a sacar el celular cada vez que me sentía mal. Reflexioné acerca de la idea de que, aunque se supone que muchas de las innovaciones modernas están diseñadas para darnos más tiempo libre, en realidad acabamos sintiendo que tenemos menos.

* «Otro ejemplo, es el de los españoles que usan el *smartphone* en promedio tres horas y cuarenta minutos al día, y el tiempo de conexión no ha dejado de crecer. Los jóvenes superan ampliamente las cuatro horas, en promedio, la mitad del tiempo en redes sociales». Véase Carmen Labayen, «Así usan los españoles sus móviles: más tiempo frente a la pantalla, pero uso distinto dependiendo de la edad», COPE, 5 de mayo de 2022. *[N. de la e.]*.

También quería saber por qué tantos de nosotros renunciamos a tiempo que podríamos dedicar a descansar y se lo regalamos a empresas que se benefician de nuestra falta de descanso (sí, me refiero a ti, Netflix).[21]

Con el tiempo y con la investigación del Digital Wellness Institute, desarrollé hábitos nuevos en lugar de abrir Instagram. Practiqué respirar mientras sentía las emociones que iban apareciendo, en lugar de evitarlas o anestesiarlas. Fue en esos momentos cuando empecé a recuperar las riendas de mi atención y a orientarla hacia mí, hacia nuestro pequeño Solomon y hacia la vida descansada y presente que estaba decidida a crear.

La mayoría de las aplicaciones de redes sociales están diseñadas para que resulten adictivas, y la adicción a las redes sociales perjudica la capacidad de descanso. Mientras el cerebro está ocupado ahogando el dolor en un maratón de navegación descontrolada o atrapándonos en una espiral de comparación constante, sentimos el silencioso peso de saber que hemos perdido el control sobre nuestra conducta. Y si no controlamos nuestra conducta, ¿cómo se supone que hemos de detenernos durante el tiempo suficiente para descansar?

En cuanto personas y en cuanto cultura, nos enfrentamos a dificultades enormes para centrar la atención en lo que más necesitamos ahora: descansar. En el primer trimestre de 2020, las búsquedas en Google con la frase «cómo focalizar el cerebro» aumentaron en un 300%, lo que demuestra el nivel de interrupciones al que nos enfrentamos a diario, además del reconocimiento colectivo de que hemos perdido la capacidad para centrarnos en general. Sufrimos una sobrecarga informativa, un fenómeno que nos impide anteponer la renovación a la comunidad. En *Superficiales*, Nicholas Carr señala que «hace mucho tiempo que las distracciones proliferan en nuestras vidas, pero nunca antes hubo un medio como internet, diseñado para dispersar tanto nuestra atención y para hacerlo de un modo tan insistente».[22] Y Jenny Odell, la autora de *Cómo no hacer* *nada*,* nos recuerda que «incluso en el pasado más reciente podíamos entrar y salir de la economía de la atención con más libertad. Ahora estamos atrapados». Estas son solo algunas de las razones por las que nos cuesta tanto relajarnos y descansar.

La hipervelocidad de la vida digital nos ha programado a muchos de nosotros para que valoremos el «más y más rápido», mientras perdemos la capacidad para valorar el «despacito y buen descanso». Es hora de que nos planteemos cuánta atención regalamos cada uno de nosotros y cuánta atención se nos arrebata. Si queremos aprender a recuperar las riendas de nuestra atención, no solo como un medio para mejorar la productividad o para mantener las estructuras sociales actuales, sino para curarnos y recuperarnos, tenemos que cambiar.

Entonces, ¿cómo defender esas partes de nosotros que anhelan una vida menos ansiosa? ¿Cómo dejar de desperdiciar energía remando en lo superficial y aprender a bucear en las profundidades que anhelamos? Inmersos en el miedo a perdernos algo (*fear of missing out* o FOMO), en la comparación, en la cultura de la cancelación, con empresas y dispositivos que nos roban la atención, ¿cómo rebelarnos contra esta cultura siempre encendida y recuperar la atención que se nos arrebata cientos de veces al día?

Para rescatar la atención, tenemos que estar dispuestos a nombrar con precisión los problemas a los que nos enfrentamos, cómo se manifiestan en nuestra vida y cuál es el costo, a largo plazo, de no hacer nada. Si ya nos sentimos sobrecargados y fragmentados ahora y decidimos no cambiar nada, ¿cómo nos sentiremos dentro de seis meses, un año, cinco años o diez años? ¿Qué ejemplo damos a nuestros hijos y al resto de personas si seguimos enganchados a los dispositivos y a las pantallas? ¿De qué maneras limitamos nuestra capacidad para la complejidad y la vulnerabilidad? ¿Cómo podre-

* Jenny Odell, *Cómo no hacer nada: resistirse a la economía de la atención*, Barcelona, Ariel, 2021.

mos moldear nuestras comunidades con los valores que más nos importan, si nos interrumpimos constantemente, si nos comparamos siempre con los demás, si vivimos siempre al límite debido a nuestra mentalidad extractiva y si somos incapaces de mantener la atención durante periodos prolongados?

La reparación individual y comunitaria comienza por recuperar la atención. Para empezar, necesitamos evaluar nuestras interrupciones, ser honestos con nuestra adicción a las plataformas sociales y a las pantallas, y reconocer la facilidad con la que entregamos nuestra atención a las redes sociales y a internet.

La dificultad para descansar es muy real. Nos tenemos que enfrentar a muchas influencias externas que interfieren con el descanso. Debemos poner el foco en la urgencia que respiramos, en los problemas graves a los que nos enfrentamos y en la atención que se nos arrebata. Tenemos que reconocer la rapidez a la que nos movemos, identificar las cuestiones locales y globales sobre las que podemos influir y, entonces, reflexionar profundamente acerca de por qué nos permitimos estar distraídos. Las razones son muchas y complejas; sin embargo, es necesario que entendamos por qué seguimos distraídos, por qué ocultamos lo que sucede realmente en nuestro interior. En última instancia, lo que todos evitamos al no descansar es ahondar en el dolor que albergamos, por miedo a que nos ahogue. Por contraintuitivo que resulte, es precisamente sentir ese dolor, en lugar de ocultarlo, lo que al final nos ayudará a curarnos a nosotros mismos y a los demás.

En una cultura que adora la ocupación y la productividad, en un mundo impulsado por el estatus y la acumulación, descansar es un acto *revolucionario*.

Darse un respiro de las redes sociales

DARSE UN RESPIRO de las redes sociales puede ser muy revelador. Para este ejercicio, empieza por decidir cuándo quieres comenzar el respiro y cuánto tiempo durará; puede ser un día, una semana, un mes o más. Haz lo que necesites en este momento y recuerda que puedes repetir este ejercicio siempre que quieras.

Cuando estés listo, desinstala la aplicación del celular. Presta atención a lo que suceda durante las horas, días y semanas siguientes. Fíjate en la frecuencia con la que agarras el celular para entrar en la aplicación. Piensa en lo que quieres realmente cuando lo haces: ¿qué esperas que cambie?, ¿quieres conectar?, ¿distraerte?, ¿anestesiarte?, ¿encontrar inspiración? A partir de ahí, presta atención a qué sentiste cuando agarraste el celular y qué sentiste al recordar que la aplicación no está disponible. Usa este espacio nuevo que has abierto en tu vida para redirigir la atención hacia ti mismo y hacia tu deseo de descansar. Comprométete con adoptar uno de los hábitos de descanso del libro durante este respiro de las redes sociales.

Una vez que el respiro llegue a su fin, vuelve a instalar la aplicación. Fíjate en cómo te sientes ahora que vuelves a entrar en la aplicación y en tus redes después de la pausa. ¿Qué notas en el cuerpo? ¿Qué notas en la mente? ¿Qué notas en el sistema nervioso? ¿Cómo es tu descanso ahora? Sigue prestando atención al uso que haces del celular y, cuando estés listo para darte otro respiro, ya sabes qué hacer.

Recuerda que no le debes nada a nadie en las redes sociales. Nada de nada. No tienes por qué anunciar el respiro. De hecho, puedes darte tantos respiros como quieras, porque, ¿sabes qué? ¡Tú mandas! Tú decides. Tú eliges cuánta energía, tiempo, creatividad, vida y datos quieres regalar.

Diseñar para el descanso

Una de las maneras de aumentar la probabilidad de victoria en la lucha que libramos contra el ecosistema de interrupciones constantes en el que vivimos es usar la ciencia del diseño web, sobre todo en lo que a la arquitectura de la decisión se refiere. Se trata del arte y de la ciencia de diseñar sitios web para que los usuarios tomen buenas decisiones. La investigación demuestra que la toma de decisiones es un proceso muy maleable y que las preferencias personales no son tan sólidas como nos gustaría creer. En gran medida, los resultados de las decisiones que adoptamos dependen del entorno o del contexto en el que dichas decisiones se hayan tomado.[23]

En otras palabras, podemos organizar nuestro entorno para que nos recuerde nuestras intenciones más profundas y promueva el descanso. De este modo, evitamos depender de nuestra limitada fuerza de voluntad, que no tiene nada que hacer ante las fuerzas que subyacen a los celulares y a internet. La investigación demuestra que nosotros mismos creamos la mitad de nuestras distracciones y que nuestros hábitos y nuestro entorno alimentan la tendencia a interrumpirnos.[24] La arquitectura de la decisión es una estructura para la creación de hábitos nuevos que consiste en organizar un entorno que nos proteja de cosas como los dispositivos digitales o las redes sociales, creados por personas a quienes nuestras buenas intenciones no les interesan demasiado.

Una de las maneras en las que recurro a la arquitectura de la decisión es dejar mis ladrillos de corcho para yoga en el suelo de mi estudio. Aunque es cierto que muchas veces estorban, siempre los veo y, en ocasiones, incluso tengo que esquivarlos al entrar y salir. Los dejo ahí como una señal para mi cerebro de que debo trabajar la respiración y la reparación a diario. Si tengo que pasar sobre los ladrillos para llegar a la mesa de mi oficina y escribir, la probabilidad de que dedique unos minutos a respirar y a revitalizarme en el tapete es mucho mayor que si los dejara en la repisa, recogidos, en una ubicación más cómoda y agradable estéticamente. A pesar de las décadas de práctica incrustadas en mi sistema nervioso, aplicar la arquitectura de la decisión ha aumentado drásticamente mi compromiso con el hábito diario de revitalizarme. La intención siempre fracasará si no hacemos cambios en el entorno, porque, entonces, dependemos exclusivamente de la fuerza de voluntad para combatir las intenciones de las empresas tecnológicas a quienes nuestra distracción beneficia enormemente.

Dedica algo de tiempo a ver cómo y dónde podrías aplicar la arquitectura de la decisión en tu vida para que el descanso te resulte más accesible. Quizá se trate de dejar el celular en un lugar concreto de la casa para que no sea tan fácil tomarlo sin pensar. O, quizá, puedes colocar tu cojín de meditación junto a la puerta del dormitorio, para recordarle a tu cerebro que debes hacer ejercicios de respiración antes de salir de la habitación. O quizá puedes dejar los tenis junto a la entrada de la casa o sobre el asiento del conductor del coche para recordarte que quieres parar en el parque y disfrutar de una tarde de baños de naturaleza (véase pág. 170).

La incomodidad del descanso

Ahora que ya nombramos algunos de los elementos externos que obstaculizan el descanso, veamos algunos de los bloqueos internos que nos impiden descansar. Evitamos descansar porque, muchas veces, nos lleva directamente a sentir emociones dolorosas de pena, vergüenza o ira. Como vivimos bajo la influencia de una cultura extractiva y agotada, nos da la sensación de que, si nos paramos a descansar, somos desobedientes. Interiorizamos tantas de estas estructuras sistémicas que sentimos que nos equivocamos o que no valemos nada cuando bajamos el ritmo. En la quietud que acompaña al descanso, empezamos a rozar los bordes de las emociones intensas que nos esforzamos por evitar y de las costumbres deshumanizadoras en las que se nos ha condicionado. Si no nos podemos encontrar a nosotros mismos en la incomodidad que surge cuando descansamos, nos seguiremos resistiendo a la sanación que tan desesperadamente necesitamos.

Todos sabemos en un nivel u otro que necesitamos descansar, pero la sociedad nos envía el mensaje de que descansar nos hace inútiles. Esta programación hace que nos resulte muy difícil estar dispuestos a permanecer con la magnitud y con el dolor de toda una vida que nos embargan cuando nos paramos. Se nos enseña desde pequeños a valorar la dominancia, la velocidad, la productividad, la carrera profesional y el éxito económico. La gran mayoría de nosotros nos pasamos los primeros dieciocho años de vida compitiendo con nuestros iguales y siendo evaluados por nuestra capacidad física o mental, al tiempo que carecemos del apoyo que necesitamos para adquirir o valorar elementos esenciales para ser personas completas, cosas como la inteligencia comunicativa, emocional o relacional, la reverencia por la Tierra o la profundización en la conexión cuerpo-mente.

Cuando somos adultos, nos parece que no damos el ancho si no estamos en un estado de producción cuasi constante. Y, cuando sentimos que no damos ese ancho, tendemos a sentirnos culpables, una sensación que nuestros intentos de bajar el ritmo exacerban aún más. Para avanzar en el camino de aprender a descansar, tenemos que ser honestos acerca de todas las maneras en que evitamos el descanso. Luego, tenemos que deshacer la idea de que no producir las veinticuatro horas del día equivale a ser un holgazán. El cerebro y el cuerpo están diseñados para hacer pausas, no para funcionar sin descanso. A continuación, debemos recordar que parte del motivo por el que nos sentimos culpables cuando descansamos es que lo que permea en nuestra cultura y nuestros sistemas familiares es el valor de hacer, no de ser, algo que, además, con frecuencia forma parte del legado de nuestro trauma como sociedad. Entonces, ¿cómo podemos valorar el descanso si hace generaciones que vivimos en modo de supervivencia?

En el eterno afán por seguir el ritmo de la cultura y del aluvión constante de exigencias sobre nuestro tiempo, nos seguimos alejando del descanso porque nos avergonzamos de tener unas necesidades humanas tan ordinarias. Huimos del descanso porque se parece mucho a no hacer nada. A rendirse. A evitar el compromiso. Por naturaleza, el descanso nos hace tomar conciencia de aspectos de nosotros mismos que nos resultan difíciles y desagradables. Cuando descansamos, tomamos conciencia de la incomodidad de la que huimos y revelamos raíces profundas cuya existencia desconocíamos. El descanso puede ser aterrador, porque nos exige afrontar emociones y sensaciones que hemos estado evitando en el cuerpo, el anhelo de bajar el ritmo que nos negamos y el nivel de poder que creemos ostentar sobre nuestra vida. Descansar exige renunciar al control. Y cuando soltamos todo lo que intentamos controlar, desde las emociones hasta las facturas, desde nuestros líderes políticos hasta la cantidad de seguidores en las redes sociales o nuestras interacciones con los demás, sentimos la magnitud del dolor que no queríamos afrontar.

El dolor suele formar parte del descanso y lo llevamos con nosotros, tanto si descansamos como si no. Sea como sea, experimentaremos sensaciones, recuerdos y emociones desagradables, una y otra vez. Estar dispuestos a permanecer con lo que nos resulta difícil exige que dediquemos tiempo a descansar y a reparar nuestro sistema nervioso, de modo que pueda reconstruirse y reforzar su capacidad para la flexibilidad. Esto nos hace más capaces de permanecer con lo difícil. Sumidos en el dolor, tenemos que estar dispuestos a permitir que nuestro sistema nervioso se recupere y se repare con el descanso, por fugaz que sea. Tenemos que descansar. Aunque nos duela.

Oleadas de pena

Cuando pienso en la pena, pienso en mi madre, que se recluyó en la cama cuando mi abuela murió. Las cortinas cerradas, envolturas de hamburguesas de McDonald's arrugadas y desbordando el basurero. Un gato o dos durmiendo a sus pies y la telenovela *Guiding Light* en la televisión. Su cuarto siempre estaba oscuro y el aire era espeso, en parte por la humedad del sur y en parte por todo lo que no se mencionaba. Yo me limitaba a estar ahí, como una entidad que esperaba ser vista.

A veces, me metía en la cama con ella para comer hamburguesas y mirar la televisión. Otras veces, me sentaba en mi cama, en el cuarto contiguo, para escuchar música y tomarme un alprazolam detrás de otro hasta que ya no sentía nada. Durante muchos años, pensé que mi madre era la única que llevaba la pena grabada en el cuerpo. Cuando respiré sobria por primera vez a los 21 años de edad y después de años de abuso de sustancias, me di cuenta de que yo también cargaba con mi propia pena.

Como cualquier otra persona, he aprendido a relacionarme con la pena a lo largo de los años. Históricamente, he funcionado bien en el caos. Prosperaba en el desorden y en el drama. Me eran familiares. Sin embargo, lo que me causaba dificultades y lo que rechazaba era la pena. El peso de la pena tendía a sumirme en una tristeza que me atrapaba en la cama, como a mi madre. La sensación de estar aplastada, incapaz de cuidar de mí misma, es algo de lo que he intentado mantenerme alejada durante tanto tiempo como me ha sido posible. Es decir, hasta que mi cuerpo se empezó a derrumbar una y otra vez, y vi que solo tenía tres opciones: evitar la pena y seguir exhausta; volver a consumir drogas para afrontar la pena; o conectar con esa pena que me aterraba para conocerla e intentar vivir con un poco más de apertura. Como ya sabía adónde llevaban las dos primeras opciones, me arriesgué y me abrí al océano de dolor que temía que me absorbiera.

La intensidad del dolor que experimentamos cuando aprendemos a descansar es directamente proporcional a las emociones que evitamos o reprimimos. Tememos enfrentarnos al dolor porque, en el fondo, sabemos que lo que hemos estado evitando es la pena. Y hay muchísima pena que revelar en nuestro interior, tanto individual como colectivamente. Detenernos puede resultar muy incómodo, porque, a medida que nos orientamos hacia el descanso, nos abrimos a toda una vida de emociones reprimidas que debemos procesar.

Hemos heredado de nuestro linaje gran parte de esas emociones, que nuestra cultura alimenta, también. Cuando hablamos de romper el ciclo del trauma intergeneracional, comenzamos por atender la pena que cargamos en el cuerpo. Este es uno de los motivos por los que el entrenamiento de la respiración me atrajo al principio, y es que me ayudó a conectar rápidamente con distintos estados de pena. La medicina tradicional china asocia la pena a los pulmones y con la capacidad no solo de respirar plena y libremente, sino de mover el *chi*, o energía, por el cuerpo. Hacer ejercicios de respiración orientados a la pena, como los que encontrarás en mi libro *Cómo respirar*, nos permite liberar de forma segura y con ayuda la pena que llevamos en el cuerpo y recibir la renovación que buscamos.

Cuando la pena se estanca, tendemos a la depresión, al agotamiento, al aislamiento y al tipo de sueño o de descanso que no repara, porque permanecemos en un estado de conservación (vagal dorsal). Si queremos descansar bien, es imperativo que invirtamos tiempo en conocer el dolor y la pena que albergamos en el cuerpo y que empecemos a liberarlos. Con esto no quiero decir en absoluto que los podamos liberar por completo. El objetivo no es ese. Seguiremos viviendo con la pena a cierto nivel, como cuando echamos de menos a un ser querido, somos conscientes de la situación del planeta o pasamos por una transición vital. Conectar con la pena o darle la espalda puede marcar la diferencia entre poder descansar o seguir evitando el descanso que tanto necesitamos.

Conectar con la pena puede ser abrumador. Acceder a la pena de maneras que no inunden, abrumen o vuelvan a traumatizar el sistema nervioso puede ser complicado. Con frecuencia, la inundación o el agobio por la pena pueden dar lugar a una catarsis que, a corto plazo, puede proporcionar cierto alivio, por ejemplo, con el llanto, pero que nos puede dejar atascados en la pesadez de la pena que queríamos evitar. Es importante trabajar la pena poco a poco y afrontar las oleadas una a una, recordando siempre abrir los ojos al presente una vez que hayan pasado. Las olas siempre pasan.

Atender a las emociones

DEDICAR TIEMPO para ampliar la capacidad de permanecer con nuestras emociones es uno de los elementos básicos del descanso. Vale la pena encontrar el tiempo para este hábito, sea cual sea nuestra situación actual. Reprimirse sale muy caro. Agota la energía física, apaga las facultades mentales y confunde las emociones, lo que nos deja exhaustos y faltos de recursos.

El crecimiento y la transformación nunca son indoloros. Nos exigen dejar atrás modos de estar desfasados, así como creencias, identidades y estrategias de supervivencia antiguas. Aprendemos, nos refinamos y evolucionamos reorganizándonos a nosotros mismos. El descanso es, en sí mismo, una invitación a crear maneras mejoradas de responder ante nosotros mismos y ante el mundo, maneras que permitan que emerja algo nuevo. Experimentar el descanso puede ser dificilísimo cuando comenzamos a desarrollar un hábito de descanso, así como en distintos momentos de la vida. A medida que desarrollamos la capacidad de relacionarnos con el momento presente, reforzamos la capacidad para la intimidad, lo que, a su vez, nos vuelve a conectar con la red más amplia de la vida.

Reserva tiempo para ti y ponte cómodo, ya sea sentado o acostado. Durante unos instantes, decide la intención de este ejercicio. Piensa en un momento o en una experiencia reciente que hayas estado evitando. Con frecuencia, la invitación a aproximarnos a lo que no hemos querido sentir suscita emociones intensas y nos puede abrumar o hacer que queramos desconectar. Si te sucede, te invito a que sientas un pequeño porcentaje de lo que sea que hayas estado evitando o reprimiendo. ¿Y si te permites sentir solo un 5% o un 10% de esa emoción concreta? ¿Cómo te ayudaría a sostener tu integración y tu deseo de descanso saber que puedes cuidar de tus emociones de un modo progresivo, al ritmo que necesites?

En este ejercicio, la intensidad de la emoción que decidas sacar a la superficie debe corresponder con tu capacidad actual. No hay necesidad de correr. Ve a tu ritmo. Si notas presión en el pecho o que los ojos se te llenan de lágrimas, reconoce las sensaciones físicas y permítete llorar. Date todo el espacio y todo el tiempo que necesites para sentir, llorar, sanarte y, al final, descansar. Recuerda que, muchas veces, el cuerpo almacena emociones intensas o dolor porque intenta protegernos, porque intenta mantenernos a salvo. Recuérdate y recuérdale a tu cuerpo que estás presente, que no te irás a ningún sitio y que te mantendrás a salvo a ti mismo.

Fíjate en cómo te sientes después del ejercicio. Presta atención a lo que haya cambiado en tu cuerpo, tu mente y tus centros emocionales. ¿Estás más sereno o relajado? ¿Más abierto o revitalizado? Recuerda que puedes atender a tus emociones en combinación con cualquier otro de los hábitos de este libro.

Silencio

Pasé mi trigésimo cumpleaños en un retiro de meditación en silencio en el norte de California. Me aterraba la idea de estar conmigo misma durante toda una semana en silencio, permanecer con tanta intimidad con la respiración, el cuerpo, los pensamientos y la pena que cargaba. Sin embargo, el deseo de asistir al retiro era tan potente que no lo pude pasar por alto. Me apunté y me dirigí al centro con un grupo de desconocidos, impaciente por permanecer en silencio y asustada de lo que podría hallar en él.

En ese retiro experimenté infinidad de momentos en los que permanecer sentada y seguir respirando me resultó difícil. Hubo momentos durante la meditación en los que lloré tanto que llegué a pensar que no podría parar. Me dolía el corazón. Me dolía la espalda. Las oleadas de pena eran constantes. Quise huir de allí en más de una ocasión. Ahora que miro hacia atrás, menos mal que no fui en coche, porque probablemente me hubiera ido.

A pesar del intenso malestar que supuso permanecer con la pena, aprendí que las oleadas acababan pasando. Y, cuando pasaban, esos momentos de descanso se hacían aún más profundos gracias a los periodos de silencio.

Cuando encontramos el tiempo para estar con nosotros mismos, sin las distracciones habituales, nos abrimos a oportunidades profundas para centrarnos en lo que realmente importa. Refinamos la capacidad de ver, sentir y percibir de maneras potencialmente más precisas. El silencio nos permite ahondar en el cuerpo, en el metabolismo del aprendizaje y en el acceso al vasto vacío de la naturaleza, de la profunda belleza que habita en el interior de todos nosotros.

Para practicar el hábito del silencio, puedes caminar lentamente, permanecer sentado o comer sin libros ni dispositivos. Te sugiero que comiences haciéndolo de cinco a diez minutos, y que vayas ampliando el periodo a medida que tu capacidad aumente. Este hábito te invita a permanecer en lo que sea que hayas estado evitando y a atender a lo que surja en el silencio.

Elige la actividad que practicarás en silencio, como caminar o comer con conciencia, y comprométete con un periodo concreto. Libérate de distracciones y de dispositivos.

Haz todo lo posible por anclarte en las inhalaciones y las exhalaciones. Siente el cuerpo y la respiración. Observa lo que surja.

Permanece contigo. Sé amable contigo. Tómate tu tiempo.

Antes de concluir el hábito de silencio y de hacer la transición para salir de la quietud, fíjate en las sensaciones de tu cuerpo y recuerda lo que te parezca especialmente importante de todo lo que haya surgido.

La furia que portamos

Inevitablemente, muchos de nosotros nos toparemos con la furia en nuestro viaje hacia el descanso. Una furia que es nuestra por el trauma al que hemos sobrevivido, por el dolor que hemos soportado, por las injusticias que hemos sufrido o presenciado, y por todas las maneras en las que estamos destruyendo al planeta. Una furia que procede de nuestros antepasados y que aguarda desde hace décadas, siglos o quizá incluso milenios a ser expresada. Una furia feroz, justificada y esencial. Cuando la evitamos o la reprimimos, la furia se puede convertir en un veneno que fluye por las venas, nos sale por la boca, asfixia nuestra fuerza vital y destruye todo lo que se encuentra por el camino. Cuando decidimos enfrentarnos a la furia cara a cara y sentir su potencia fluyendo por el cuerpo, nos damos una vitamina esencial que refuerza nuestra fuerza vital, nos permite pasar a la acción correcta en la vida y capacita a otros para sentirse más vivos en la estela de nuestra vitalidad.

Es posible que haya quien sienta cierta activación fisiológica tras la lectura del párrafo anterior o ante la mera mención de la furia. Por dejarlo claro, no estoy usando *furia* como sinónimo de *ira*, porque tienen características distintas. Si bien la ira suele ser un precursor de la furia, sobre todo cuando se reprime, la furia tiende a tener cualidades más físicas y es mucho más agresiva y hostil que la ira. Cuando experimentamos furia, el nivel de adrenalina y noradrenalina, dos hormonas del estrés, asciende, el cerebro libera unos neurotransmisores llamados catecolaminas y el cuerpo entra en un estado de emergencia.

La furia es intensa. Como cultura, la furia nos suscita emociones contradictorias, porque la mayoría de la furia que hemos presenciado en nuestras vidas es lo que yo denomino *furia no encarnada*. Se trata de una furia descontrolada y que puede ser violenta y aterradora tanto para quien la experimenta como para quien la presencia, tanto para quien la siente en el cuerpo como para quien la ve en quienes lo rodean.

No encarnamos la furia porque no se nos ha enseñado a sentirla y, por lo tanto, carecemos de la capacidad para permanecer en nosotros mismos cuando estamos en ese estado. Además, es muy habitual que se nos avergüence cuando intentamos expresarla y se nos socializa para que la reprimamos. A veces, cuando empezamos a bajar el ritmo, pasa un tiempo antes de que tomemos consciencia de la furia que nos habita. En algunos de nosotros, la furia se ha congelado en nuestro sistema nervioso y no empezamos a sentirla hasta que comenzamos el proceso de descongelación que implica el descanso.

Al igual que muchas de mis conocidas, me condicionaron desde pequeña para no expresar nunca emociones como la frustración o la furia. Me socializaron para que reprimiera las emociones intensas que incomodaban extraordinariamente a los adultos de mi vida. En lugar de aprender a construir la capacidad para permanecer con mis emociones y manifestarlas de manera saludable, me enseñaron a reprimirlas hasta tal punto que creía que yo no era «una de esas personas que se enojan». Al mismo tiempo, interioricé esas emociones, lo que me llevó a volverme en contra de mí misma, a ser autocrítica y a odiarme durante la adolescencia y la mayor parte de mis veinte.

Aprender a encarnar la furia significa dejar de reprimir esas emociones intensas y permanecer en la intensidad de las sensaciones que surgen cuando esta se activa, ya sea por situaciones presentes o de nuestro pasado. La formación somática me enseñó que una de las vías que lleva a encarnar la furia es aprender a permanecer con ella, sin actuar guiados por ella y sin derrumbarnos de miedo, indefensión, apatía o dolor. El objetivo es aprender a sentir la furia mientras seguimos presentes en nuestro cuerpo, en lugar de constreñirla o disociarnos de ella. Sé por experiencia y por el trabajo con mis clientes que, cuando adoptamos este hábito, aprendemos a percibir la furia como una fuerza vital, como un poder. Entonces, podemos desarrollar la capacidad de expandirla, lo que a su vez nos permite decidir si contenerla o expresarla en situaciones concretas. Una vez que hemos adquirido cierta habilidad a la hora de encarnar la ira, lo más habitual es que nos sintamos mucho más seguros en nuestros cuerpos y en nuestras vidas. A partir de ahí, podemos avanzar hacia la expansión que el descanso necesita.

La furia, como el descanso, es un imperativo biológico. Reconocer la furia en nosotros nos permite saber que algo es injusto, que nuestra identidad se ve amenazada. Esta sensación puede indicar que nos han hecho daño, que nuestros derechos se han violado, que estamos abrumados y agotados o que estamos sometidos a un estrés extremo. Desarrollar un hábito de descanso sostenible exige que desvelemos la furia que albergamos y refinemos nuestra habilidad para expresarla desde un lugar de encarnación. Si la afrontamos con una presencia sólida y contundente, la furia puede ser un potente activador del cambio para todos. Imagina por un momento lo que este hábito podría cambiar nuestra sociedad si nos comprometiéramos a aprender a estar plenamente presentes con nosotros y con los demás mientras estamos furiosos. ¿Quién podríamos ser? ¿Cómo podríamos ayudar? ¿En qué se transformaría nuestro descanso?

Notas acerca del dolor físico

Es habitual que el dolor se haga notar cuando estamos aprendiendo a descansar. Esto suele suceder porque avanzamos por la vida a tal velocidad que ahogamos las señales del cuerpo y lo ignoramos hasta que se derrumba. El dolor físico que sentimos cuando comenzamos a adoptar hábitos de descanso nos puede llevar a pensar que descansar es inútil. Motivarnos puede ser difícil si cada vez que nos paramos nos duele el cuerpo. Al igual que sucede con la furia y con la pena, el dolor físico se puede hacer más presente cuando bajamos el ritmo mediante el descanso y empezamos a prestar atención.

Uno de los motivos por los que evitamos el descanso es que, tal y como sucede con la pena y con la furia, el dolor físico nos afecta emocionalmente, desestabiliza el sistema nervioso y nos mantiene en un ciclo de distracción o disociación. El dolor es la manera en que el cuerpo nos hace saber que debemos prestar atención a algo. En mi experiencia, el dolor físico no surge de la nada; en la mayoría de las ocasiones, tiene que ver con un tema emocional importante al que no estamos atendiendo. En otras palabras, con frecuencia, el dolor es un síntoma de represión. Y, al igual que sucede con la pena y con el dolor, el descanso revela lo que hemos cubierto y nos remite directamente al dolor que nos intenta avisar que algo no va bien.

Si cuando empiezas a hacer la transición de la represión al descanso sientes dolor físico, no estás solo. Tenemos que estar dispuestos a sentir el dolor si queremos descansar. Sé lo que se siente al conectar con la sensación de dolor y lo decepcionante y perturbador que puede resultar. Lo que he aprendido es que podemos cambiar la relación que mantenemos con el dolor. Podemos acceder a los beneficios del descanso incluso cuando el cuerpo no está en su mejor momento.

Las creencias limitantes nos impiden descansar

Muchos de nosotros, y sobre todo al principio de la adopción de los hábitos de descanso, sentimos que no conseguimos nada importante. Cultivar un hábito de descanso diario no es fácil al principio, y tampoco hay una fórmula concreta para medir los avances, porque el descanso no es un estado fijo ni un objetivo que se logre para luego pasar al siguiente. Descansar es un objetivo en sí mismo. Hay beneficios adicionales, como la mejora de la atención o el enriquecimiento de la creatividad, pero ese no es el propósito del descanso ni el objetivo final. Estos son algunos de los beneficios que aparecen con más frecuencia y son más habituales durante las conversaciones sobre el descanso, pero, si lo permitimos, si somos lo bastante curiosos, el descanso nos puede invitar a algo mucho más profundo, significativo y reparador.

Uno de los mayores obstáculos que interfieren con la adopción de hábitos de descanso son las creencias limitantes que nos impiden descansar. Quizá pienses «¡no tengo tiempo para descansar!». Este es un ejemplo magnífico de creencia limitante, algo que consideramos una verdad absoluta y que nos impide hacer los cambios necesarios en nuestras vidas. Estas creencias pueden ser conscientes o inconscientes, y es posible que muchas de ellas nos hayan ayudado a sobrevivir en algún momento. Sin embargo, cuando se trata del descanso, intentan protegernos del miedo a la dificultad, al dolor y al fracaso que pueden aparecer cuando bajamos de velocidad.

Aunque podría parecer que las creencias limitantes son perjudiciales y que deberíamos centrar nuestros esfuerzos en erradicarlas de nuestra psique, a mí me gusta reformularlas como un portal, como una manera de conocernos mejor a nosotros mismos y a nuestros miedos. Perspectivas así nos ofrecen una oportunidad de cambiar y un camino que lleva al descanso. La clave del trabajo con las creencias limitantes reside en llevar a la superficie las que hasta ahora eran inconscientes. Una vez que somos conscientes de ellas, tomar decisiones al respecto es mucho más fácil. Cuando no somos conscientes de que tenemos una creencia concreta, las decisiones que tomamos en relación con el descanso se limitan a lo que la creencia en cuestión da por cierto. Y eso puede hacer que descansar sea difícil.

Hay muchas maneras de identificar creencias limitantes. Una de las más sencillas es fijarnos en los pensamientos que nos pasan por la cabeza y en las historias que nos contamos acerca de por qué no tenemos tiempo para descansar. Esto puede ser especialmente potente una vez que empezamos a poner en práctica los hábitos de este libro, porque las creencias limitantes suelen asomar la cabeza durante las sesiones de descanso y nos pueden descarrilar si se lo permitimos. Como pueden ser extraordinariamente astutas y convincentes, identificarlas es muy importante. Otra manera de practicar la toma de conciencia de las creencias limitantes es prestar atención a las voces de nuestra cabeza, sobre todo las que nos dicen qué no podemos hacer, ser o tener en la vida.

RECORDATORIO

No tienes por qué *trabajar* hasta el agotamiento.

REVOLUCIONARIO

Observar y nombrar

«Observar y nombrar» es una de las prácticas más potentes que aprendí cuando empecé a meditar. Es un entrenamiento mental increíble que he adaptado para el trabajo con el descanso. Las instrucciones son muy sencillas: observa los pensamientos que pasan por tu mente mientras descansas y nómbralos en silencio. Por ejemplo, con la creencia «no tengo tiempo para esto», observa el pensamiento y nómbralo: «Ansiedad». Haz lo mismo con otra de las creencias limitantes habituales: «No sé descansar», observa el pensamiento y nómbralo: «Miedo».

Te animo encarecidamente a que adoptes este hábito siempre que te des cuenta de que tus creencias limitantes han tomado las riendas. Recuerda que parte del trabajo consiste en identificar lo que está desfasado y ya no te sirve, y en adoptar acciones nuevas que te aproximen a la vida descansada que no solo necesitas, sino que mereces.

Prueba a observar y nombrar algunos pensamientos. A continuación, encontrarás algunas creencias limitantes habituales por las que empezar.

No tengo tiempo para descansar.

Priorizar el descanso es de egoístas.

El descanso ha de ser de una manera concreta.

No sé descansar.

Descansaré cuando haya tachado todas las tareas de mi lista.

No tengo la ayuda que necesito.

Comenzaré a descansar mañana.

Mi mente es demasiado activa, me distraigo con facilidad.

Tengo demasiadas cosas urgentes que hacer.

Mi familia y mi carrera profesional dependen de mí. Descansar es imposible.

Desentrañar creencias limitantes

SI TE QUEDAS atascado en todos los motivos por los que no puedes descansar, reserva algo de tiempo y haz una lista con ellos. Escribe en un papel y con claridad todos los motivos por los que no puedes descansar. Una vez que hayas terminado, léelos en voz alta, uno a uno. Observa qué surge en ti a medida que los lees. ¿Tensión? ¿Ansiedad? ¿Te pones a la defensiva? ¿Alguno de los motivos empieza a parecer menos sólido, a tener menos peso? A continuación, responde a las siguientes preguntas.

¿Qué subió a la superficie cuando empecé a examinar y a analizar mis creencias limitantes y cómo me impiden descansar?

¿De dónde han salido mis creencias acerca del descanso?

¿Qué creo en realidad y qué me enseñaron a creer?

¿Cuáles de mis dudas acerca de mi relación con el descanso no son ciertas?

¿Qué me impide obtener el descanso que necesito y que merezco?

¿Qué necesito hacer ahora, en este mismo instante, para darme permiso para descansar?

Una vez que hayas respondido a estas preguntas, comprométete a practicar un hábito de descanso diario. «Me comprometo a practicar el descanso a diario y del siguiente modo...».

Si, más adelante, te quedas atascado o necesitas recordatorios acerca de tu deseo y de tu compromiso con el descanso, recupera las respuestas a las preguntas anteriores o repite todo el ejercicio, e identifica qué ha cambiado. Es un ejercicio fantástico para repetir cada trimestre o semestre.

Multitarea y niños

¡Atención, atención! Llamando a todos los padres y madres de niños pequeños y, especialmente, a los que trabajamos en casa durante la pandemia y después. Los veo. Los siento. Y sé por experiencia propia lo difícil que es hacer solo una cosa a la vez. ¡Muchos días es imposible! Uno de mis hábitos para hacer solo una cosa a la vez de manera intencional es preguntarme a mí misma, siempre que se me acumulan muchas tareas al mismo tiempo, si es necesario hacer *x* ahora mismo o si puede esperar. Por supuesto, no funciona siempre, y hay momentos en los que la multitarea es la única solución, según la época de nuestra vida en la que nos encontremos.

Sin embargo, además de hacernos menos eficientes, muchos estudios han demostrado que la multitarea aumenta las hormonas del estrés en el cuerpo, lo que acelera la energía de nuestro sistema nervioso. Cuando me concedo un micromomento para detenerme y bajar el ritmo mientras estoy haciendo varias cosas a la vez con mis hijos, me doy la oportunidad de ver con más claridad, de determinar si realmente es esencial que haga todas esas cosas en ese momento preciso. Si lo permitimos, podemos convertir este hábito en un ejercicio de conciencia profunda y de autorregulación, además de en una oportunidad para acceder a breves momentos de respiro de los hijos y de las tareas.

No lo tenemos que hacer todo ahora

Como sociedad, vivimos en un periodo apocalíptico. Aunque puede parecer alarmante, también es un periodo que abre espacio para lo nuevo deshaciéndose de lo viejo: ideas, historias y maneras de pensar antiguas y desfasadas. Esto significa que estamos en un momento en el que se están revelando muchas cosas; cosas que sabíamos, cosas que hemos estado tapando y cosas que hemos estado evitando. Elegir afrontar el inevitable dolor y las dificultades que acompañan a los cambios de esta magnitud es una invitación a formar parte de un movimiento que nos insta a darnos, a nosotros mismos y a los demás, permiso para valorar el descanso. Aunque desde esta altura no podemos determinar con certeza qué nos depara el destino, sí podemos ayudar a moldearlo si sentamos los cimientos, momento de descanso a momento de descanso.

Durante todo este proceso de aprendizaje, he ido aceptando poco a poco que la vida no bajará de velocidad a no ser que hagamos cambios tanto individuales como sistémicos. La evolución en la que nos encontramos es inevitable. Si nos queremos alejar de la mentalidad extractiva de nuestra era, podemos elegir descansar y recalibrar, aunque no lleguemos a ver la visión más amplia que mantenemos.

Dar un paso adelante con conciencia, como alumnos de la Tierra, como heraldos de la vida en el planeta, como innovadores de la reparación del trauma que se desprende de los sistemas y de la cultura que nos acelera y nos hace pasar sin cesar por encima, a través y por delante de los demás, exige una cantidad de energía colosal. ¿Cómo no vamos a estar cansados? Y, sin embargo, incluso en este mundo en el que vivimos ahora, incluso en nuestro agotamiento, podemos elegir descansar. Podemos elegir cuidar de nosotros y «del todo».

A veces, aún me cuesta encarnar esta enseñanza espiritual de sentar los cimientos y entregar el resto del proyecto a quien sea que llegue después de mí. Soy controladora por naturaleza y hay momentos en los que me parece necesario seguir construyendo, seguir adelante cuando sé que lo que más necesito es descansar. Uno de los regalos más potentes que he recibido una y otra vez durante este periodo de revelación es el desarrollo de mi fe en que el descanso nos ofrece un santuario. Cada vez más acudo al refugio que me ofrece el descanso en lugar de apelar a la creencia anticuada de que tengo que hacerlo todo en ese mismo momento. No es cierto. Para nada.

Lo que sí sé con certeza es que no se puede construir nada grande en un día; el descanso debe formar parte de la ecuación. Lo que sí sé con certeza es que la vida no bajará de velocidad por arte de magia; tenemos que descansar sea cual sea el estado de nuestro hogar o del mundo. Lo que sí sé con certeza es que el mundo que anhelamos aún está por venir. Lo estamos creando juntos, aquí, ahora.

Paso a paso

SE HA DEMOSTRADO ampliamente que la multitarea reduce la efectividad y aumenta el cansancio. Los neurocientíficos han confirmado que hacer más de una cosa a la vez roba energía vital al cerebro, literalmente hablando.

Gloria Mark, profesora del Departamento de Informática de la Universidad de California en Irvine, afirma que, cuando sufrimos una interrupción, tardamos un promedio de veintitrés minutos y quince segundos en reanudar el trabajo y que la mayoría de las personas harán dos tareas intermedias antes de volver al proyecto original.[25] Esto significa que, si queremos estar más descansados durante el día y ser capaces de mantenernos concentrados y «enteros», tenemos que adoptar el hábito de hacer las cosas de una en una.

Este es un hábito que hunde sus raíces en el budismo zen. El término japonés *ichigyo-zammai* se traduce como «concentración total en una sola actividad». Shunryu Suzuki escribió lo siguiente en su popularísimo libro *Mente zen, mente de principiante*:* «Cuando hacemos una reverencia,

* Shunryu Suzuki, *Mente zen, mente de principiante: charlas informales sobre meditación y la práctica del zen*, Madrid, Gaia, 2012.

solo deberíamos hacer una reverencia; cuando nos sentamos, solo deberíamos estar sentados; cuando comemos, solo deberíamos comer». Cuando solo hacemos una actividad, expresamos nuestra verdadera naturaleza y, aunque todos vamos escasos de tiempo, cuando nos hacemos el regalo de hacer una sola cosa a la vez, aunque sea de un modo imperfecto, la magia es tangible.

Para practicar, centra toda tu atención en la actividad que hayas empezado y define la sencilla intención de permanecer presente en esa tarea, intentando hacer solo eso. Yo lo practico mucho en el trabajo, cuando estoy tentada a alternar entre escribir y revisar el correo electrónico, lo que siempre acaba consumiendo más energía de la necesaria y me distrae del trabajo en el que estoy concentrada. Cuando escribo, me repito: «Escribe y punto». Del mismo modo, cuando salgo a pasear defino la intención de no ver el celular para conectar de verdad con la naturaleza. Con frecuencia, no lo llevo conmigo cuando salgo a pasear, para facilitarme las cosas, pero, cuando lo tengo conmigo, me repito: «Pasea y punto», o, si estoy paseando con mi familia, me digo: «Mantén la presencia».

Escribe. Pasea. Presta toda tu atención a tu vecino. Saborea el té. Juega con tus hijos. Lee. Descansa. Sé.

Cada vez que centramos toda nuestra atención en una sola actividad, accedemos a la nutrición y a la reparación que nacen de estar en el presente. Es entonces cuando se nos da la oportunidad de bajar el ritmo y relajarnos.

05

Descansar de adentro hacia afuera

Esta parte del libro está diseñada para que te sirva como mapa para bajar de revoluciones, mirar hacia adentro y estar presente. Este conjunto de hábitos de descanso básicos te ayudará a acceder al descanso y a instaurar una sensación de serenidad, relajación y significado más profundos en muchos aspectos de tu vida. A medida que leas las reflexiones y las sugerencias, anota los hábitos que te resuenen o que te despierten curiosidad. Recuerda que no es necesario que los adoptes todos. Es muy probable que conectes con hábitos distintos en diferentes momentos de tu vida. Mi esperanza es que mantengas el libro siempre cerca de ti y lo abras siempre que lo necesites. Póntela más fácil y dedica tiempo a los hábitos que te resulten más reparadores.

Recuperar el ritmo natural

Recuerdo la primera vez que mi pareja, Nic, mi hijo Solomon y yo condujimos a Sierra Foothills. Veníamos del ajetreo de la bahía de San Francisco y, cuando llegamos a la carretera de dos carriles que atraviesa las colinas junto al Parque Nacional Yosemite, fue como cruzar un portal. La mirada se amplió, la mandíbula se relajó, los hombros descendieron y los pulmones respiraron con profundidad. Miré los robles y los pinos ancianos, observé las vacas que pastaban y me fijé en las viejas granjas que salpicaban las colinas. Sentí cómo me iba relajando y bajando de revoluciones a medida que avanzábamos por la carretera.

¿Alguna vez has conducido por un bosque o un desierto y has notado cómo el cuerpo responde al cambio? Dedica unos momentos a recordar la experiencia y fíjate en qué te sucede en el cuerpo. ¿De qué eres consciente ahora? ¿Qué está presente?

Nuestra vida cotidiana está sometida a potentes influencias que nos aceleran y no siempre somos conscientes de ellas. El ritmo acelerado nos rodea, como el aire que respiramos, y, con frecuencia, no nos damos cuenta de ello. Si queremos hallar un ritmo más lento, tenemos que prestar atención a la tendencia natural que nos lleva a seguir el vasto flujo que domina nuestra sociedad. Ser más conscientes de cómo la historia, la cultura y la biología influyen en nuestros ritmos nos permite elegir una cadencia que nos facilite descansar y nos regenere.

Cuando pienso en aquel viaje a Sierra Foothills, veo un momento visceral en el que tomé conciencia de cómo mi cuerpo se adaptaba al ritmo de mi entorno. Aunque no me había propuesto relajarme, mi cuerpo respondió al nuevo entorno en cuanto cruzamos ese umbral invisible. El cuerpo tiene una tendencia natural a adoptar el ritmo de lo que nos rodea, ya sea el medioambiente, las personas o los celulares inteligentes.

Ahora, piensa en algunas de las maneras en las que la velocidad de la cultura se ha impuesto a tu capacidad innata para regular tu propio ritmo y vivir una vida más equilibrada. ¿Qué sucede cuando conduces por la autopista? ¿Te das cuenta del bombardeo de información que te llega a través de las pantallas o de las notificaciones de mensajes de texto? ¿Qué sientes en el cuerpo cuando piensas en bajar de revoluciones en una sociedad que hará todo lo que esté en sus manos para volver a acelerarte?

Aunque podemos adoptar multitud de hábitos sencillos para reorientar el ritmo de nuestras vidas, como conducir por el carril de la derecha en la autopista (siempre que sea seguro hacerlo, claro está), desactivar las notificaciones del celular, hablar con más lentitud o pasar unos minutos al aire libre para respirar, es importante que sepamos qué es la sincronía. Se trata del fenómeno natural que lleva a que nuestros ritmos se acompasen a los del entorno. Forma parte de nuestra biología, lo que explica por qué nos resulta tan fácil adoptar ritmos externos que no necesariamente son congruentes con nuestros deseos internos.

Esto es especialmente cierto cuando hablamos del anhelo de reducir la velocidad y de encarnar el descanso. Nos podemos sincronizar con el ritmo rápido y acelerado de una gran ciudad, o con el ritmo más lento y sereno de un atardecer. Debemos recordar que, por mucho que anhelemos bajar de revoluciones, acostumbramos a acelerarnos para adaptarnos a la velocidad de nuestra cultura, porque es el ritmo dominante en esta era. Y, con frecuencia, sobre todo cuando comenzamos a practicar los hábitos de descanso, cuando invertimos energía en ir a nuestro ritmo, la influencia de esta cultura siempre en marcha nos vuelve a acelerar. Cuando esto sucede, es fácil frustrarse y querer renunciar. Por muchas veces que nos descubramos en un ritmo que no nos permite descansar, tenemos que detenernos, respirar y orientarnos hacia el interior, hacia nuestro propio ritmo.

Sentir nuestro propio ritmo no es un hábito que debamos adoptar, sino una conciencia que debemos desarrollar. Esta conciencia incipiente nos recuerda que sentir nuestro propio ritmo y descansar a pesar de la magnitud del jalón externo para que corramos más, trabajemos más, consumamos más, nos distraigamos más y evitemos la renovación que tan importante es para todos nosotros exige un esfuerzo sostenido. La cuestión es que no es culpa nuestra que descansar sea tan difícil ante el agobio y la cultura que nos rodean. No es culpa nuestra haber heredado un planeta en crisis, un país cuyos sistemas no funcionan en beneficio de todas las formas de vida o un trauma colectivo que no comenzó con nosotros.

Nos diga lo que nos diga la mente, o sean cuales sean las dificultades a las que nos tengamos que enfrentar en este viaje, no es por un defecto personal. Tenemos dificultades para mantenernos firmes en el esfuerzo de seguir el ritmo de nuestro propio tambor. La clave reside en invertir tiempo en cultivar la conciencia de en qué lugares sincronizamos con ritmos que no son los nuestros y que no nos acercan al descanso.

RECORDATORIO

Puedes ir
a tu *propio* ritmo.
No tienes por qué
vivir al ritmo
de las personas que
te rodean.

Meditar con música

Escuchar música relajante es una de mis maneras preferidas de dejar que el cuerpo entre en un estado de descanso sin apenas esfuerzo. Escuchar música nos ayuda a relajarnos, porque calma el sistema nervioso autónomo, activa la secreción de dopamina en el cerebro y reduce el nivel de cortisol en el organismo. La sincronía (el fenómeno natural por el que nuestros ritmos se adaptan a los del entorno) hace que, cuando escuchamos música relajante, el cuerpo se destense y empiece a bajar el ritmo orgánicamente hasta entrar en un estado de relajación. La música puede ser muy útil cuando las emociones interfieren con el descanso, porque nos da espacio para procesarlas y acceder al reposo.

Si ya sabes qué tipo de música o de sonidos te ayudan a relajarte, úsalos para este hábito. Si no estás seguro, te sugiero que pruebes a escuchar pulsos binaurales en frecuencias alfa (de ocho a trece hercios), porque promueven la relajación y reducen la ansiedad. Los pulsos binaurales de rango theta (de cuatro a ocho hercios) se asocian a la fase del sueño de «movimiento ocular rápido» (REM, por sus siglas en inglés), a la reducción de la ansiedad y la relajación, además de a estados meditativos y creativos. También puedes probar variaciones de música clásica, sonidos ambientales o sonidos naturales. Descubre qué te funciona mejor.

Adopta una postura cómoda y selecciona canciones o piezas que te resulten relajantes. Reproduce la música en tu reproductor de música o usa audífonos. Deja que el cuerpo se sincronice con el ritmo que escuchas. Mientras lo haces, fíjate en las partes del cuerpo que se empiezan a relajar o a destensar. En la medida de lo posible, sumérgete en la música, conviértete en uno con el ritmo y descansa en presencia de su cadencia.

Cultivar un ritmo de descanso/trabajo

CON FRECUENCIA, cuando trabajamos ignoramos las señales internas que nos piden parar. El cuerpo nos envía mensajes que comunican con claridad su necesidad de descanso (movimientos nerviosos, hambre, somnolencia, pérdida de concentración...), pero seguimos adelante por muchos de los motivos que ya mencioné en estas páginas. Cuando seguimos trabajando a pesar de las señales que indican que necesitamos parar, empezamos a consumir nuestras reservas de emergencia (como adrenalina, noradrenalina y cortisol, las hormonas del estrés), para que nos mantengan de pie. Esto hace que el sistema nervioso suba de marcha (activación simpática) y empiece a agotar el presupuesto del cuerpo (véase el capítulo 02, «El descanso: qué es y qué no»). Este es uno de los motivos por los que tantos de nosotros estamos agotados y exhaustos y nos cuesta superar la jornada laboral sin estimulantes como la cafeína o el azúcar. Cuando recurrimos a las hormonas del estrés para seguir en lugar de concedernos el reposo que necesitamos, tanto nuestro trabajo como nuestra vida salen gravemente perjudicados.

El cuerpo tiene un ritmo natural, como el ritmo circadiano de la luna y el sol (véase el capítulo 06, «Descansar de afuera hacia adentro»). La vida mejora drásticamente cuando reorientamos intencionalmente el cuerpo del exceso de trabajo y de actividad a un flujo sostenible que incluye bloques de descanso significativos. Descanso a descanso, te empezarás a sentir menos agotado y descubrirás que no solo produces trabajo de más valor, sino que saldrás del trabajo sintiéndote menos agotado y más satisfecho.

Cuando trabajes, programa descansos cada noventa minutos.[26] Lo ideal es realizar pausas de veinte minutos, pero puedes empezar con cinco o diez minutos y alargarlas progresivamente. Durante los descansos, sal al aire libre, camina, bebe agua y haz estiramientos. Inserta este ritmo en tu jornada laboral para añadir momentos de revitalización.

Para todos los émpatas

Aprender a sentir el propio ritmo te puede cambiar la vida si, como yo, eres una persona empática y te cuesta conectar contigo mismo no solo en el contexto de la cultura y del entorno, sino también de las relaciones. En mi libro *Cómo respirar*, hablé de algunas de mis experiencias personales con la empatía y de cómo, con frecuencia, es un indicador de una infancia en un hogar disfuncional o de traumas evolutivos o relacionales. Actuar desde la empatía puede hacer que nos sintamos responsables de las emociones de los demás, que no podamos crear y mantener límites, o que nos cueste diferenciarnos de los otros.

Cuando abrí mi consulta privada, al principio obtuve resultados fantásticos con mis clientes, en parte por mi empatía, por mi capacidad de sentir lo que sentían ellos. Sin embargo, y sin darme cuenta, empecé a cargar con sus problemas. Mi cuerpo se fue agotando a medida que absorbía sus emociones, sus dolencias físicas y su estrés, hasta que acabé en cama durante varias semanas. Durante esas semanas de descanso, empecé a investigar acerca de la empatía y descubrí que hay muchas personas que detectan las emociones de los demás. Por ejemplo, se sabe que, cuando un bebé empieza a llorar en una guardería, desencadena una oleada de llantos en el resto de niños.

Pruébalo. Piensa en alguna vez en la que vieras a alguien expresando ansiedad. ¿Tú también empezaste a sentirla? ¿Cambió algo en tu cuerpo: la frecuencia cardiaca, la respiración o los procesos cognitivos?

El concepto de *contagio emocional* está relacionado con la empatía, aunque es un proceso distinto que alude a cómo el cambio conductual observado en alguien lleva a la producción refleja de esa misma conducta por parte de otras personas próximas, con el resultado probable de alcanzar una convergencia emocional.[27] Es ligeramente distinto a la empatía, definida como la capacidad para entender o sentir lo que otra persona está experimentando desde su marco de referencia, es decir, la capacidad de ponernos en el lugar de otro.[28] La empatía y el contagio emocional están muy relacionados en lo que respecta a cómo aprendemos a sentir y confiar en nuestros ritmos en relación con los demás, lo que es un aspecto vital del descanso.

Una distinción clave: sentir empatía, es decir, sentir una compasión profunda por los demás, no es lo mismo que ser un *émpata*, es decir, sentir las emociones, la energía o los síntomas físicos del otro en el propio cuerpo.[29] Si eres un *émpata*, como yo lo fui, o te identificas como una persona altamente sensible (PAS), es muy probable que te cueste mucho identificar tu propio ritmo cuando estás en presencia de otros.

El poder *de la* pausa

Entonces, ¿cómo nos embarcamos en el viaje a recuperar nuestro ritmo y dejar de fundirnos con quienes nos rodean? ¿Cómo sería hacerlo? Comienza con una pausa. Es un hábito increíblemente sencillo que aprendí de mi querido maestro, el ya fallecido Ray Castellino, cuando estaba embarazada de Solomon. La pausa es una herramienta de autorregulación que nos da el tiempo que necesitamos para integrar nuestra experiencia momento a momento. He aplicado la pausa a muchas facetas de mi vida desde el mismo momento en que oí a Ray hablar de su poder.

La pausa es un descanso en miniatura, porque no siempre nos podemos tomar veinte minutos o, por ejemplo, salir a la calle cuando lo necesitamos. Es importante contar con un hábito de pausa al que recurrir en esos momentos en que nos sentimos abrumados o desconectados. Hacer una pausa cuando estamos desregulados nos permite reorientarnos hacia lo que está sucediendo en el momento presente. La pausa interrumpe los ciclos de híper e hipoactivación porque concede al sistema nervioso un respiro de los patrones habituales y nos devuelve la capacidad de actuar sobre el sistema vagal ventral para que podamos tomar una decisión distinta en un momento dado.

Por ejemplo, imagina que te sientes abrumado por la ansiedad; concédete una pausa y, en ese espacio, recuerda algunos de los hábitos de autorregulación que tienes en tu haber y que puedes usar para anclarte en el presente (contar respiraciones, llamar a un amigo, darte una ducha caliente, etcétera). También te podrías dar cuenta de que estás atascado en el miedo, darte una pausa y, en ese espacio, recordar que lo que quieres es sentirte vivo. En este ejemplo, podrías tomar conciencia de la seguridad relativa de la que gozas en este momento, salir a pasear o pasar tiempo con animales. Las pausas nos permiten cambiar nuestro estado porque parar nos ayuda a reorientarnos hacia nuestros recursos. En esta pausa esencial, llevamos la atención al ahora y avanzamos para responder a la vida, en lugar de reaccionar desde hábitos y patrones antiguos.

La pausa es reparadora y práctica. Puede ser algo tan sencillo como decir «necesito un momento» durante una discusión acalorada con tu pareja, o tan simple como darte cuenta de que estás navegando por el celular para desconectar, en lugar de descansar y, entonces, decidir nombrar lo que sea que estés evitando. Se trata de un hábito muy pragmático, y me encanta porque tiene aplicaciones infinitas en muchos aspectos de nuestras vidas.

Inhala mientras
cuentas hasta cuatro,
contén la respiración
mientras cuentas
hasta cuatro,
exhala mientras
cuentas hasta cuatro.

Pedir una pausa

TE SUGIERO que, cuando comiences a adoptar el hábito de pedir pausas, primero lo practiques internamente (es decir, que te lo digas en silencio a ti mismo). Así te darás tiempo para acostumbrarte a registrar la actividad del sistema nervioso, acceder a tu ritmo interno e identificar las señales que proceden del cuerpo y que te indican que has superado tu capacidad para funcionar con la máxima efectividad.

Pedir una pausa con compasión y amabilidad puede ser difícil al principio. Sin embargo, cuanto más practiquemos hacer pausas a lo largo del día, más acceso tendremos a un alivio sostenible en aquellos momentos en los que más lo necesitemos. El sistema nervioso aprende por repetición, así que, con el tiempo, este hábito supondrá un cambio radical.

Una vez que hayas acumulado alguna experiencia con este hábito, empieza a pedir pausas también en tus relaciones. La clave reside en hablar antes con tu pareja, con tus seres queridos o con tus compañeros de trabajo acerca del hábito en cuestión. Explícales que quieres ser capaz de estar tan plenamente presente ante ellos como te sea posible, con solidez e integridad. Explícales cómo te ha ayudado a ti practicarlo internamente y destaca algunos de los beneficios que hayas conseguido. Así, la primera vez que pidas una pausa para reorientarte durante una conversación difícil o para rebajar la energía en una reunión, ya habrán tenido cierto contacto con la idea y no los tomará desprevenidos. Algunas personas en tu vida conectarán con este hábito más que otras. Intentar convencer a otros es derrochar energía, por lo que, si no te siguen, déjalo así por el momento y haz las pausas que necesites.

Límites

El trabajo con los límites es otra manera de orientarnos hacia el interior, aumentar nuestra conciencia acerca de nuestros propios límites, sentirnos capacitados para convertir las pausas en parte de nuestra vida y aprender a descansar a pesar de todo lo que sigue clamando por nuestra atención. Es inevitable que lleguemos aquí en algún momento de nuestro viaje hacia el descanso.

Aunque tendemos a pensar en los límites como un hábito externo porque, con frecuencia, tienen que ver con las relaciones, es un trabajo que comienza desde el interior. Por eso son un hábito de descanso fundamental. Los límites pueden adoptar muchas formas y, a pesar de lo que plantea la salud mental convencional, no basta con abordarlos desde una perspectiva cognitiva o mental. Si queremos desarrollar la capacidad de instaurar límites saludables, también tenemos que trabajar con el cuerpo.

En el fondo, los límites nos ayudan a definir nuestra identidad personal. Crean el espacio entre nosotros y los demás. Nos dan la oportunidad de conocernos y de sentirnos a nosotros mismos en nuestras relaciones. Es habitual que se hable de los límites como de barreras, porque muchos de nosotros hemos sufrido traumas y tenemos la necesidad legítima de protegernos tanto de nuestra historia como del presente. Los límites han de ser flexibles y adaptativos respecto al mundo que nos rodea. Por ejemplo, cuando nos sentimos seguros, los límites pueden ser más flexibles, lo que nos permite una intimidad emocional más profunda con los demás. Sin embargo, cuando nos sentimos inseguros o en peligro, los límites se vuelven más rígidos y definidos para protegernos. Una vez que somos más hábiles en lo que a los límites se refiere, podemos oscilar entre límites más flexibles o más estrictos, dependiendo de la situación.

Como el descanso no es un lujo, sino una necesidad, tenemos que poner límites que lo protejan. Aunque es posible que ya sepamos a muchos niveles que necesitamos descansar, también es cierto que puede ser difícil decir que no a cosas como ayudar a un amigo, ceder nuestro tiempo o hacer un par de horas extras en el trabajo. Muchas veces, decir que no es difícil porque hay muchas situaciones que realmente requieren nuestra atención a lo largo de un día, de una semana o de un mes. Siempre habrá algo que precise de nuestra atención, pero no siempre lo podemos anteponer a la necesidad de descansar. Tenemos que estar dispuestos a anteponer el descanso a la mayoría de las cosas que nos demandan tiempo y atención.

Como madre de un niño pequeño y de un bebé, soy consciente de la ironía de haber escrito un libro sobre el descanso. Doy fe de que hay muchos días en los que no obtengo todo el descanso que querría porque los niños necesitan cuidados, conexión y atención durante todo el día, por mucho que yo desee descansar más. Sin embargo, y como conozco muy bien mi cuerpo y hace años que practico el descanso, tengo una idea muy clara de cuánto tiempo puedo pasar sin periodos de reparación profunda. En esos momentos, aplico actividades de descanso breves, como el hábito «Usar los sentidos» (véase pág. 172), que me revitalizan lo suficiente para enfrentar el día, o llamo a un vecino para que juegue con los niños durante una hora, para no acabar agotada del todo. Los límites son imprescindibles si queremos acceder al descanso, por mucho o poco que sea, en nuestra vida.

¿Qué te impide acceder al descanso que precisas? ¿En qué aspectos de tu vida necesitarías límites que garanticen el descanso que mereces? ¿Dónde tienes límites rígidos y dónde son más flexibles? ¿Hay algún área en la que carezcas de límites o te cueste definirlos?

Si nuestros límites son imprecisos o inexistentes, tenemos que empezar a instaurarlos. Sin ellos, es más probable que obviemos la necesidad de descansar y sigamos diciendo que sí a actividades, relaciones y trabajos potencialmente estresantes y agotadores. Es fundamental que entendamos que, cada vez que decimos que sí a algo o a alguien cuando en realidad queremos decir que no, consumimos energía. Con el tiempo, esto puede llevar a emociones como el resentimiento, la tristeza o incluso al síndrome de desgaste profesional.

Los límites saludables nos ayudan a reforzar la capacidad para descansar cuando necesitamos hacerlo. Al principio, es posible que instaurar límites respecto al descanso parezca egoísta, sobre todo si tenemos en cuenta nuestra cultura y los sistemas familiares que nos instan a seguir a pesar del exceso de trabajo y del agotamiento. Los límites no son egoístas. De hecho, son una manera de cuidar de nosotros mismos y de profundizar en la comprensión de nuestras limitaciones. También es importante instaurar límites respecto a lo accesibles que somos. ¿Quién tiene acceso a tu cuerpo, a tu energía, a tu tiempo o a tus recursos?

Si queremos integrarlos y sostenerlos, los límites han de ser hábitos somáticos o corporales (véase «Límites somáticos», pág. 130). También necesitamos explorar lo que aprendimos acerca de los límites durante la infancia y las maneras en que nuestros padres y nuestros cuidadores moldearon nuestras experiencias tempranas con los límites. Instaurar límites desde un espacio encarnado de fuerza y de flexibilidad es algo que todos podemos aprender a hacer, independientemente de nuestra historia con los límites. Tal y como dice Brené Brown, «atrevernos a poner límites es atrevernos a querernos a nosotros mismos, incluso cuando nos arriesgamos a decepcionar a otros». Recuerda: descansamos para poder ayudar a los demás. Descansamos para recuperarnos.

RECORDATORIO

Tómate tu tiempo y ve *despacio*.

REVOLUCIONARIO

Límites somáticos

La instauración de límites saludables es una invitación a ampliar nuestra capacidad para permanecer tanto en la proximidad como en la separación. Los límites nos ayudan a salvaguardar la necesidad de descanso, a defender la recuperación que buscamos y a fluir en un ritmo reparador. Durante mi formación somática, aprendí a trabajar activamente con límites mediante ejercicios de exploración que aumentan la conciencia de las sensaciones del cuerpo. Este trabajo nos permite identificar los límites que nos ayudan y los límites a los que debemos prestar atención.

Sentir los límites. Refuerza la conciencia de los límites prestando atención a la información que el cuerpo te da acerca de ellos. Por ejemplo, puedes centrar tu atención en las sensaciones que surgen cuando le dices a un amigo que durante las próximas semanas no estarás tan disponible para él, porque necesitas tiempo para descansar. O cuando decides no asumir más horas de trabajo porque das prioridad a tu salud mental y, en última instancia, a tu capacidad para sentirte descansado.

Centrar la atención en las señales del cuerpo es muy útil a la hora de poner límites. Se trata de una información fundamental, porque nos ayuda a reconocer cuándo no se han respetado o cuándo se han ignorado. Por ejemplo, si sentimos alivio o la capacidad de respirar más profundamente, es posible que sea un indicador de que nuestros límites se han respetado. Por el contrario, si tenemos la mandíbula apretada, nos duele el estómago, la cabeza u otra parte del cuerpo, pueden ser señales de que se ha cruzado algún límite.

DECIR QUE NO. Sí, ya sé que es más fácil de decir que de hacer. Y es que, a veces, es muy difícil. Sin embargo, decir que no es una habilidad esencial para poner límites. Tenemos que poder decir cuándo algo no nos parece bien, correcto o seguro. Si tiendes a decir que sí sin antes comprobar qué dice tu cuerpo, este hábito no es negociable.

Dedica unos instantes a pensar en algo en tu vida actual que sea un «no» para ti. Identifica la parte del cuerpo en la que sientes ese «no». ¿Qué sensaciones surgen? ¿Aprietas la mandíbula? ¿Se te encoge el estómago? ¿Las piernas se mueven solas? ¿Se te acelera el corazón? Cada uno tiene sus propias señales somáticas. El ejercicio consiste en identificar las tuyas.

A partir de ahora, comprométete a mantener tus límites, primero con pequeños gestos, como rehusar una invitación cuando lo que quieres es quedarte en casa y descansar. Es posible que la decisión decepcione a alguien, pero eso no significa que debas cambiar tu respuesta. Mereces descansar, les siente como les siente a los otros. Además, las personas que respetan tus límites cuando dices que no son las personas que quieres en tu vida.

Explorar los límites. ¿Qué aspectos del descanso quieres proteger? ¿Tu tiempo? ¿Tu energía? ¿Tu cuerpo? ¿Tu atención? ¿Tu creatividad? ¿Qué límites estás dispuesto a instaurar para obtener la recuperación que deseas?

Cuando los límites tienen que ver con el descanso, es importante tener claro qué queremos proteger y qué límites estamos dispuestos a instaurar. Las respuestas a esta exploración no son inmutables, cambiarán y se transformarán con las estaciones de nuestras vidas. Te aconsejo que respondas a estas preguntas cada trimestre o semestre, para mantener el descanso como un anclaje central en tu vida. También es importante hacer inventario de lo bien que funcionan los límites y comprobar que realmente estamos protegiendo lo más sagrado para nosotros. No todas las áreas de nuestras vidas tienen que saldarse con un déficit. Tenemos que diseñar un plan para una renovación continuada y constante. Como las estaciones, no estamos diseñados para una producción constante y sin pausas visibles.

¿Cómo afrontarás las inevitables interrupciones diarias del descanso, como las notificaciones de mensajes de texto o los correos electrónicos urgentes? ¿Qué plan tienes para cuando otras personas, el trabajo o lo que sea quieran cruzar tus límites de descanso? ¿Cómo conseguirás el descanso que necesitas sin pedir perdón y ampliando siempre tu capacidad para honrar tus límites y la necesidad de descanso de tu cuerpo?

Pedir. Pide lo que necesites. Parece muy sencillo, aunque con frecuencia es lo último que hacemos. Durante gran parte de mi vida adulta, me sentí orgullosa de no necesitar nada de nadie, convencida de que podía cuidar de mí misma mejor que cualquier otra persona. Pedir lo que necesito aún me resulta difícil, porque la parte de mí que se hace presente para hacer la petición es una parte mucho más joven, una parte aterrada ante la idea de pedir lo que sea, debido a mi historia personal. Sin embargo, cuando solicito lo que necesito desde mi yo plenamente adulto, todo se vuelve mucho más fácil. Ahora, no me quedo atrapada en la decepción si, por el motivo que sea, la necesidad no puede ser satisfecha.

Desarrollar el hábito de pedir lo que necesitamos exige aprender a tolerar la tristeza cuando nuestra petición es rechazada, y nos puede conectar con la capacidad (o incapacidad) de permitir la intimidad que implica que nuestras peticiones se honren y nuestras necesidades sean satisfechas. Aún estoy aprendiendo a permanecer en la intimidad de pedir lo que necesito y de ver satisfecha esa necesidad.

Empieza con peticiones pequeñas y fíjate en cómo te sientes. Identifica las sensaciones corporales que surgen cuando pides lo que necesitas. Practica con personas o situaciones en las que te sientas seguro, como pedir a tu pareja cinco minutos de soledad para poner en práctica algunos de los hábitos de descanso del libro o solicitar a un amigo que hable un poco más despacio, para que lo puedas seguir. Aunque es posible que te incomode al principio, con la práctica, pedir lo que necesitas se convertirá en una manera de reclamar lo que vales y tu derecho innato a un buen descanso.

Anclarse en el presente

ANCLARSE EN EL PRESENTE es un hábito muy sencillo y, en mi opinión, divertido. Muchos de nosotros estamos acostumbrados a que el trabajo personal interior sea arduo, doloroso, agotador y aparentemente eterno. Aunque la mayoría de nosotros atendemos a nuestro trabajo personal a lo largo de nuestras vidas, este pequeño hábito de descanso nos ayudará, en concreto, a acceder a la apertura, la creatividad y la belleza que con tanta frecuencia acompañan a estar en el presente. No significa que vayamos a evitar el dolor, la ira o las dificultades, pero sí ampliará nuestra capacidad para estar en todos los aspectos del momento presente, sin quedarnos pegados al dolor y, por lo tanto, siendo incapaces de dar espacio a la complejidad y la riqueza que albergamos en nuestro interior.

Te recomiendo que practiques «Anclarse en el presente» a diario, te encuentres donde te encuentres en tu camino al descanso. Este hábito usa como ancla tres de los sentidos más accesibles: la vista, el oído y el tacto. Una vez al día, fíjate al menos en algo que suceda, que veas, oigas o sientas (como la silla en la que estás sentado, el suelo bajo los pies, la toalla con la que te secas las manos...). A partir de ahí, respira lentamente y usa los sentidos para anclarte en el presente. Si surgen pensamientos, emociones o sensaciones, identifícalos y vuelve al momento presente mediante lo que has visto, oído o sentido. Practica a diario durante treinta segundos o un minuto.

El único objetivo de este ejercicio es que tomes conciencia de lo que sucede a tu alrededor en el momento. No es necesario que intentes entender de qué tomas conciencia ni que reflexiones acerca de cómo reaccionas ante ello. Limítate a notarlo y, si quieres, toma nota de tus experiencias en un diario o en una nota de voz para ti mismo. Con el tiempo y con la práctica, se convertirá en una herramienta habitual que puedes usar en cualquier momento para conectar con el presente, que es el lugar desde el que es más probable acceder al descanso.

Diario de satisfacción

Hace años, trabajé con un *coach* y una de las acciones que salieron de nuestras sesiones fue un ejercicio de toma de conciencia que se llamaba «diario de magia». Se parecía a las listas de gratitud que ya escribía en aquella época, aunque era algo distinta. Me instaba a cultivar la conciencia acerca de distintos aspectos de mi vida cotidiana. Prestar atención a esos elementos ejerció un efecto muy potente. Con el tiempo, el diario de magia me conectó con el apoyo disponible en mi vida en reinos que iban más allá de capacidad de comprensión o conocimiento. No se trataba tanto del propósito divino como de percibir la verdad de nuestra interdependencia, de que hay muchos lugares en los que recibimos ayuda, como el sol que nos acaricia la mejilla, la comida que nos llena el estómago, la sabiduría de los árboles o la llamada de los antepasados que lucharon por nuestro futuro. Este ejercicio marcó un punto de inflexión en mi trabajo personal de reparación, porque me ayudó a desarrollar mis propios hábitos, sobre todo en relación con los demás.

Ahora, el «diario de satisfacción» es mi versión actualizada del diario de magia. A medida que me fui haciendo más consciente de que formaba parte inextricable del tejido de la vida y de que recibía más ayuda de la que podía llegar a entender, mi atención se reorientó hacia la sensación de satisfacción. Sentí curiosidad y me pregunté si sería posible sentirme satisfecha en la vida, no como un objetivo final o como un estado fijo, sino como una práctica que apuntalara mi deseo de una existencia más lenta y encarnada. Si bien la práctica de la gratitud desempeña un papel importante para el descanso, sobre todo en lo que se refiere a la naturaleza (lo exploraremos a detalle en el capítulo 06, «Descansar de afuera hacia adentro»), llevar un diario de satisfacción nos permite bajar el ritmo y tomar conciencia de la satisfacción que sentimos en el momento.

El proceso de aprender a satisfacer mis necesidades y deseos ha sido brutal en algunas ocasiones y gratificante en otras. Como todo en la vida, hay temporadas en las que me siento más satisfecha que en otras. Aún estoy aprendiendo a descansar en ese saber, día a día. Parte del motivo por el que he mantenido una relación tan complicada con el descanso durante gran parte de mi vida está directamente relacionado con mi nivel de satisfacción. Como quizá supongas, no siempre es fácil saber cuándo estamos satisfechos. E, incluso cuando lo sabemos, es difícil quedarnos ahí, sin más, o alargar la sensación de satisfacción durante unos instantes y anclarla en el cuerpo, una práctica a la que nos suele invitar una de mis maestras.

Como, con tanta frecuencia, marchamos al ritmo de una cultura que avanza a demasiada velocidad para nosotros, la satisfacción puede parecer un sueño imposible, fuera de nuestro alcance. Es necesario que desarrollemos la capacidad de discernir cuándo estamos satisfechos, porque nuestra cultura siempre en movimiento perpetúa la creencia de que no estamos completos, de que no somos dignos de amor, de que no merecemos descansar. Pero estamos completos. Somos dignos de amor. Merecemos descansar.

La satisfacción es una llamada a desarrollar este discernimiento esencial. Se trata de un hábito sencillo, aunque no necesariamente fácil. Dedica un momento ahora para pensar en la última vez en que te sentiste satisfecho, realmente realizado. ¿Hace poco? ¿Mucho? ¿No estás seguro?

Una de las muchas maneras en las que entorpecemos nuestro avance hacia una vida más descansada es la idea errónea de que todo lo que hacemos, todas las acciones que emprendemos, han de provocar un gran cambio. Si no es potentísimo, tendemos a descartarlo y, entonces, redoblamos nuestros esfuerzos o renunciamos por completo. Estoy convencida de que las redes sociales exacerban esta manera de pensar, porque solo nos muestran los *reels* más destacados de las vidas de quienes los publican. Si nuestra cultura está obsesionada con la idea de unicornios y fama instantánea, el diario de satisfacción nos invita a tomar conciencia del crecimiento más pequeño, a ver más allá de lo espectacular. Es una invitación a fijarnos en las maneras en que trabajamos de forma lenta y constante y hacia los nuevos patrones que queremos desarrollar y la vida descansada en la que nos queremos cobijar.

Diario de satisfacción

El diario de satisfacción es el hábito de prestar atención a cuándo nos sentimos satisfechos o realizados y registrarlo de algún modo, ya sea en un diario, una nota de voz o una nota en el celular. Es tan sencillo como darnos cuenta de cómo nos sentimos después de una comida nutritiva, de ver cómo crece una planta gracias a nuestros cuidados, de terminar un proyecto importante o de estar ahí para un ser querido que está pasando por momentos complicados. La satisfacción puede adoptar múltiples formas. Cuando empezamos a reconocer cómo se manifiesta en el cuerpo, aumentamos la capacidad de darnos más de lo que necesitamos, descanso incluido.

Cuando comiences tu diario de satisfacción, no es necesario que registres inmediatamente todos los momentos de satisfacción diaria. El hábito tiene su máximo impacto cuando nos damos cuenta de que estamos satisfechos y lo registramos, ya sea inmediatamente si tenemos tiempo o más adelante en el día. La manera más fácil de empezar es elegir el método de registro. Te aconsejo que elijas algo que ya esté presente en tu vida. Por ejemplo, si ya escribes un diario, úsalo. Si prefieres usar una aplicación del celular, también funcionará. Que sea algo sencillo y, si es posible, registra tu satisfacción en una misma página, documento o nota, de modo que sea fácil volver a consultarla. El diario de satisfacción puede ser muy revelador y ejercer un impacto muy profundo cuando se repasan días, semanas o meses anteriores a medida que avanzamos en el camino de cultivar la capacidad de satisfacción.

Crear el espacio y el tiempo para descansar es un trabajo interior. Con frecuencia, cuando intentamos organizar nuestra vida exterior para tener tiempo para descansar, acaba apareciendo algo nuevo que nos exige atención. Para poder descansar y acceder a un pozo más profundo de recursos interiores, debemos empezar el difícil proceso de mirar hacia adentro y reclamar nuestro ritmo. Nuestra fuente de poder más profunda nace de nuestra capacidad para conectar con los demás y con el mundo natural. Tanto si somos conscientes de ello como si no, pasamos de la rectitud del individuo a la recuperación del colectivo. Para poder estar presentes en este movimiento, tenemos que recuperar la capacidad innata de confiar en nosotros mismos, en nuestra sabiduría, en nuestro ritmo. Tenemos que hacer el profundo trabajo de formularnos preguntas como «¿cuál es mi ritmo?, ¿qué ritmo sustenta el trabajo que haré aquí, las maneras en las que quiero servir al bien mayor?», y, en definitiva, ¿a qué ritmo elijo pertenecer?

RECORDATORIO

Puedes *elegir* tu forma de descanso.

REVOLUCIONARIO

06

Descansar de afuera hacia adentro

Cultivar la relación con la naturaleza es esencial para descansar bien. Aunque no lo parezca en la mayoría de nuestras ocasiones, formamos parte del mundo natural. Beber una infusión, mirar el cielo por la ventana o pasar tiempo cuidando de nuestras plantas de casa nos da la oportunidad de recuperarnos y de conectar con las partes de nosotros que necesitan recuperarse, que necesitan descansar. La investigación demuestra que pasar tiempo en la naturaleza mejora la salud, repara el cansancio y sienta las bases del descanso.

El título de este capítulo, «Descansar de afuera hacia adentro», es un juego de palabras con el anterior, «Descansar de adentro hacia afuera», y es una invitación a reflexionar acerca de nuestra conexión con la naturaleza y de cómo nos puede ayudar a acceder al descanso que merecemos y necesitamos. También nos ofrece la oportunidad de explorar la desconexión respecto a la Tierra y cómo esta desconexión interfiere con la capacidad para bajar el ritmo y descansar. Invertir tiempo en volver a conectar con la Tierra y a adoptar hábitos basados en la Tierra, como los que encontrarás en este capítulo, puede ser un portal a una curación profunda en lo más hondo del cuerpo.

Aprender a descansar mediante la sabiduría de la Tierra no es tan complicado como pudiera parecer. No requiere que conduzcas durante horas hasta lugares remotos ni que te pases el día cultivando bosques de alimentos. Piensa en un momento en el que estuvieras agotado y en el que disfrutar de un momento de silencio bajo el sol te devolviera la energía o en alguna vez en la que te sintieras abrumado y caminaras descalzo sobre la tierra para volver a anclarte. Es posible que se te ocurran varias ocasiones en las que te recuperaste conectando con la naturaleza. En este capítulo, hablaremos de cómo encontrar un descanso orgánico en el mundo natural. También exploraremos cómo la Tierra nos invita a conocernos a nosotros mismos a profundidad, la realidad de la interconexión y cómo hábitos accesibles en la naturaleza nos pueden ayudar en la búsqueda del descanso.

La dormancia en el mundo natural

Una de las cosas que eché más de menos del otoño mientras viví en Los Ángeles fue observar el cambio de color de las hojas de los árboles. Crecer entre los bosques de la Georgia rural me permitió mantener un estrecho contacto con el cambio de las estaciones. La variedad de los colores otoñales, desde rojos encendidos a amarillos vibrantes, hacía del otoño una estación mágica. Recuerdo recoger hojas de todas las formas y tamaños que luego pegaba en *collages*, buscar entre el suelo del bosque una hoja tan grande como mi rostro y la sencillez de disfrutar de la belleza que surge de reconocer el cambio de estación, el recordatorio de que pronto entraríamos en el letargo del invierno.

En la naturaleza, la dormancia es un proceso natural en la vida de las plantas perennes en el que el crecimiento y el desarrollo se detienen para permitir que sobrevivan en climas en donde parte del año no es ideal para el crecimiento aéreo. Muchas plantas tienen un reloj biológico que las alerta para que detengan su actividad y las prepara para el periodo de descanso. Cuando llegan condiciones meteorológicas desfavorables y la planta no puede recibir señales esenciales del entorno exterior, dirige su energía hacia adentro. Con este redireccionamiento, la planta recurre a su sabiduría y a ritmos innatos que se remontan a milenios atrás. Las semillas pueden permanecer en el estado de dormancia incluso si las condiciones son favorables, lo que les da tiempo para madurar. Como conservan el potencial para la abundancia durante toda su vida, siguen latentes hasta que las condiciones son las más favorables posibles. En cualquier estación, esto puede reducir la producción, lo que no es ideal para la agricultura intensiva, pero sí muy deseable en la naturaleza, porque muchas semillas solo germinan una vez cada estación y, normalmente, en primavera.

En las primeras etapas de la dormancia, las plantas reciben señales del mundo exterior, como cambios en la luz y la temperatura, que les indican que han de pausar su crecimiento. Cuando esas señales externas cambian, el crecimiento se reanuda. Sin embargo, una vez que la planta o la semilla ha entrado en el estado de reposo de la dormancia, no crecerá, independientemente de lo ventajosas que sean las condiciones ambientales. En esta etapa de descanso, atiende a las señales que le envían sus ritmos biológicos internos y espera las condiciones que le ofrezcan la mayor probabilidad de propagación y de avanzar hacia la salud del futuro. También hay mamíferos que hibernan en invierno. Muchos reptiles pasan por un periodo de dormancia, que se conoce como *brumación*, durante los meses de invierno.

Explorar la dormancia refuerza la profunda verdad de que los seres humanos también necesitamos periodos de reposo. El descanso forma parte de nuestra programación. La propia concepción humana es una migración y un viaje de resiliencia. El tercer día tras la concepción, cuando el óvulo y el espermatozoide se unen, descansan durante veinticuatro horas antes de iniciar la primera división. Esto sucede después de que el óvulo se haya desplazado hasta las trompas de Falopio y se acomode en una parte específica de estas, llamada istmo de la trompa, donde reposa durante entre veinticuatro y treinta horas. Al igual que la semilla de las secuoyas, el ser humano nace de una inteligencia antigua y, aunque las condiciones externas no siempre son favorables, llegamos con esta programación, con esta capacidad innata para abandonarnos al santuario del descanso. Es posible que llegar ahí nos haya costado muchos años de penas, agotamiento y dolor, pero el conocimiento siempre ha estado en nuestro interior, esperando a que lo recordemos. Esperando a que regresemos al hogar, al descanso.

El ritmo de la respiración

ESTE HÁBITO es una invitación a adoptar el ritmo de la respiración tomando conciencia del espacio que se abre entre la inhalación y la exhalación. También es una invitación a sentir mediante la respiración nuestra conexión inherente con los árboles y las plantas de esta Tierra. Es posible que, al principio, veas que respiras con mucha rapidez, que tu sistema nervioso tiene activada la fisiología del estrés. Es normal, no intentes cambiarlo a no ser que sientas que es lo que necesitas. Limítate a fijarte en la calidad y en el ritmo de la inhalación y la exhalación. Intenta resistir la tentación de empujar o forzar la respiración. Ahora, intenta detectar las pausas entre cada respiración. Con el tiempo y con la práctica, la respiración comenzará a organizarse de forma natural hacia el equilibrio autónomo y los momentos de descanso entre la respiración y el cuerpo se alargarán y se ensancharán. Practica durante unos minutos, cinco, si es posible.

Siéntate en una postura que te resulte cómoda. Puedes mantener los ojos abiertos o cerrados.

Localiza un lugar del cuerpo en el que sientas fluir la respiración. A partir de ahí, sigue la inhalación y la exhalación por la nariz.

Fíjate en qué está presente. Toma conciencia de la calidad de la respiración, de su forma, de su textura.

Ahora, centra la atención en la longitud de las inhalaciones y las exhalaciones, sin cambiarlas. Sigue respirando y mantén la conciencia de la respiración.

Intenta empezar a sentir el ritmo de la respiración, el comienzo de la inhalación y el final de la exhalación. Si la mente empieza a divagar, devuélvela con suavidad a la respiración, a la conciencia de cada inhalación y exhalación, a la cadencia del ritmo.

Sigue respirando y, para terminar, dirige la atención al ritmo del descanso en la respiración. ¿Dónde están las pausas naturales en la respiración, los momentos orgánicos de descanso?

¿Dónde sientes el ritmo de la respiración? ¿En los pulmones, el corazón y el cuerpo? Sigue fijándote en las pausas, respirando durante todo el ejercicio.

Darle un respiro a la Tierra

En los primeros meses de la pandemia, aproximadamente un tercio de la población mundial tuvo que vivir confinada. Durante ese periodo, el sismólogo Thomas Lecocq, del Real Observatorio de Bélgica, detectó una reducción drástica en el ruido sísmico del planeta. *Ruido sísmico* es el término con el que se conoce la vibración relativamente persistente de la corteza terrestre. El periodo de ruido sísmico reducido de 2020 es el más largo y el más significativo de toda la reducción del ruido sísmico causada por el hombre que se haya registrado jamás.[30] A nivel vibracional, la pandemia dio un respiro a la Tierra. ¿No invita eso a tu cuerpo a espirar?

Me fascinó saber que la pandemia estaba silenciando la Tierra. Recuerdo salir a dar un largo paseo con Solomon, pensando en la reducción del ruido sísmico y sintiendo la majestuosidad de las secuoyas de otra manera. Profundicé aún más y accedí a un nivel de apoyo por su parte que hasta ese momento no había estado disponible para mí. Mientras paseábamos bajo su sombra y serenidad, me pregunté cómo esta quietud afectaría no solo a la Tierra sísmicamente, sino al mundo natural en general. ¿Podía ser que el confinamiento al que tantos de nosotros nos vimos sometidos tuviera consecuencias positivas para la Tierra y la naturaleza? ¿Podía ser que este descanso colectivo afectara para mejor al mundo natural?

Al parecer, sí. Estudios llevados a cabo en todo el planeta informaron que la pandemia había reducido significativamente la contaminación del agua, del aire y la causada por el tráfico, lo que había influido en la fauna silvestre, además se redujeron las emisiones a la atmósfera.[31, 32] También se cree que la restricción de los desplazamientos y la reducción de la actividad comercial durante la pandemia mejoraron la vida de los océanos, los ríos y los lagos del planeta. El confinamiento nos enseñó algo esencial: el descanso ejerce un impacto positivo sobre el planeta.

A los tres meses del comienzo de la pandemia, nos mudamos a las tierras ancestrales no cedidas de la Nación Miwok de Southern Sierra, en lo que ahora se llama Mariposa (California). El traslado se había estado gestando desde el otoño de 2019 y, cuando la pandemia llegó a principios de 2020, sentimos que vivir en un lugar donde pudiéramos pasar tiempo al aire libre era aún más importante.

No nos costó nada adaptarnos a la vida rural. Habíamos vivido durante meses el confinamiento urbano y, por mucho que extrañáramos el hogar en el que nuestra familia había experimentado tantas primeras veces, empezamos a sentir que, poco a poco, nuestros sistemas nerviosos se empezaban a relajar a los pies de las colinas. Cada día se hacía más evidente lo mucho que necesitaban vivir sumergidos en la naturaleza.

Un par de meses después de habernos mudado a las montañas, llevé a Solomon al Parque Nacional de Yosemite. En la entrada, nos informaron que se habían avistado varios osos, un osezno entre ellos, y que tendríamos que conducir con precaución. Fue un momento muy emocionante para mí, porque hacía muchísimo que no veía un oso. No desde finales de la década de 1980, cuando fui con mi familia al Parque Nacional de Yellowstone. ¡Un oso! ¡Un osezno! Solomon y yo gritamos de alegría mientras conducíamos a través de los robles negros de California, los pinos ponderosa, los cedros de incienso de California y los abetos de Colorado. Bajé las ventanillas para oler sus aceites esenciales y relajarme mientras serpenteábamos a sus pies hacia Glacier Point.

Ese día, Solomon y yo no vimos ningún oso ni ningún osezno, pero sí constatamos que la reducción de los desplazamientos en el parque había beneficiado enormemente la vida silvestre. Por ejemplo, los osos de Yosemite se estaban reproduciendo más. Otros beneficios para la fauna silvestre (como la reducción de las muertes por atropellamiento o por colisiones con barcos o aviones) también fueron evidentes en todo el mundo. Por desgracia, muchos de los efectos positivos que la pandemia ejerció sobre la vida silvestre han desaparecido y el respiro que le habíamos concedido a la Tierra ha llegado a su fin.[33]

La vida durante la pandemia puso de manifiesto hasta qué punto los seres humanos explotamos y degradamos la Tierra y la naturaleza a escala global. Reveló que vivimos en una absoluta falta de armonía con el mundo natural, lo que nos traslada la responsabilidad sagrada de impulsar un cambio radical en el futuro. La pandemia dejó claro que a la Tierra y a la naturaleza les va mucho mejor sin nosotros. También dejó muy claro que es vital que usemos la voz, nuestras plataformas, nuestros votos y nuestros recursos para mejorar drásticamente el medioambiente, la conservación de la vida silvestre esencial y los esfuerzos para la biodiversidad tanto localmente como en todo el mundo. Si no promovemos un entorno menos tóxico y si no desarrollamos una relación más equitativa con la vida silvestre y el mundo natural, nos quedaremos sin un planeta al que llamar hogar.

Cuando reflexiono acerca de la reducción del ruido sísmico durante los primeros días de la pandemia, no puedo evitar pensar acerca de la reducción vibracional que he experimentado en mi propio cuerpo desde que vivo en las montañas. Vivir en un entorno en el que hay más árboles y animales que personas ha sido una medicina reparadora para todo mi ser. Me ha permitido fijarme más en lo que paso por alto, ir con calma en lugar de apresurarme hacia delante, sentirme más conectada que aislada, renunciar a más de lo que me aferro y descansar más de lo que me ocupo en exceso. También me ha hecho tomar conciencia de la enormidad de los problemas climáticos que hemos heredado. Esta experiencia nos ha llevado a mi familia y a mí a cambiar radicalmente cómo vivimos. De depender íntegramente de la energía solar en nuestro hogar a renaturalizar las casi doce hectáreas de terreno que cuidamos o convertirnos en apicultores aficionados o rescatar animales... Estamos comprometidos con formar parte de la solución.

De lo que estoy segura es de que la pandemia nos hizo ver lo que es posible en nuestro deseo de cuidar de la Tierra. De lo que estoy segura es de que es necesario que todos y cada uno de nosotros llevemos a cabo el cambio radical que nuestra amada Tierra necesita para curarse. De lo que estoy segura es de que no podemos descansar en un vacío. Si no hacemos lo que nos corresponde, nuestro descanso sufrirá muchísimo. De lo que estoy segura es de que tenemos la oportunidad de crear algo más asombroso de lo que ninguno de nosotros podamos imaginar. Espero que la aprovechemos.

RECORDATORIO

Tu propósito en este mundo es *no* responder a los mensajes.

REVOLUCIONARIO

La naturaleza como terapia

En algún momento entre darme cuenta de que las plantas cambian con las estaciones, sentir el sol del mediodía en el rostro y escuchar la llamada de los halcones de los árboles vecinos, lo vi con claridad: la naturaleza tenía el poder de repararme de afuera hacia adentro. Esta curación iba más allá de mejorar la concentración y de reducir la ansiedad. Comulgar con la naturaleza activó mi programa original y me recordó que, como la propia naturaleza, mi cuerpo contenía ritmos antiguos a los que debía prestar atención. Cuidar de esos ritmos me exigió parar, escuchar y bajar el ritmo para descansar. Durante esa exploración, descubrí que pasar tiempo en la naturaleza me ayudaba a conectar más profundamente conmigo misma y con el resto de las respuestas que habían permanecido en dormancia en mi sistema desde hacía tanto.

Durante mi investigación para el libro, me sumergí en la ecopsicología, un campo de investigación y de trabajo en expansión que explora los beneficios de conectar con el mundo natural y estudia cómo este afecta a la salud, a la capacidad para gestionar el estrés y a la reparación de la comunidad. Me resultó interesante saber que la palabra *ecología* procede del griego *oikos*, que significa «hogar».[34] Y, aunque el término *hogar* tiene muchas connotaciones, una de las comunes a todas las culturas es que el hogar es el espacio donde nos podemos deshacer de las cargas del día y sentir que pertenecemos a algo. En otras palabras, el hogar es el sitio en el que descansamos. Para explorar a profundidad cómo podemos acceder al descanso en el mundo natural, veremos algunos de mis rituales preferidos, desde observar cascadas hasta pasear por el bosque o recalibrar mi frecuencia con la Tierra.

Fluyamos.

RECORDATORIO

No pasa nada
si tu productividad
parece *distinta* esta
temporada.

Encarnar la naturaleza

UNA DE LAS ACTIVIDADES preferidas de mi hijo Solomon es imaginarse que es un animal, en concreto un tigre o un gato. Le encanta gatear y rugir a todo pulmón o maullar con la mayor suavidad dependiendo del estado de ánimo del día. Se transforma en esos felinos con tanta facilidad y alegría que Nic y yo no podemos evitar hacer lo mismo y conectar con esa faceta creativa de nuestro hijo. Seguimos el ejemplo de Solomon y hacemos ver que somos cualquier cosa, desde grandes felinos hasta halcones, árboles o verduras del huerto. Es una manera muy divertida de conectar con la naturaleza y de encarnar distintas maneras de estar y de percibir el mundo.

Imagina que eres una zanahoria, creciendo en la tierra oscura y profunda. ¿Qué sientes? ¿Qué ves? ¿Qué hueles?

Ahora, imagina que eres un gato durmiendo la siesta. ¿Cómo respira tu cuerpo? ¿Qué posición has adoptado para descansar? Dedica unos instantes a sentirte como ese gato que duerme y presta atención a cómo se siente tu cuerpo.

Sé que puede sonar un poco absurdo, pero te animo a que pruebes a encarnar elementos del mundo natural, desde un lento riachuelo hasta un roble sabio y anciano. ¡Te sorprenderás al ver la cantidad de información sobre el descanso que recibes!

Agua que calma

Cuando era pequeña, mi clase de primaria iba de campamento cada primavera al Parque Estatal Unicoi de Georgia del Norte. Dormíamos en unas estructuras abiertas que se llamaban nidos de ardilla, cocinábamos en una hoguera, salíamos de excursión al atardecer en busca de la increíble mica incrustada en el suelo, nos refrescábamos en el lago y visitábamos una de las principales atracciones del parque, la cascada de Anna Ruby. No es especialmente grande ni famosa, pero para nuestra clase era un verdadero tesoro y una imagen maravillosa.

Recuerdo la calma instantánea que me embargaba al observar cómo las cascadas gemelas fluían hacia el arroyo que había a sus pies y al escuchar el relajante sonido que emitían. Aunque en aquella época no lo sabía, se ha demostrado que el sonido del agua nos ayuda a entrar en un estado de calma y descanso.[35] El sonido del agua al caer por una cascada, una tormenta de verano o el borboteo de un arroyo nos ayuda a entrar en un estado de relajación; por eso se usan con tanta frecuencia en las máquinas de sonidos. Si te puedes sumergir en el agua caliente de un *jacuzzi*, abandonarte en un tanque de flotación o incluso relajarte durante un buen rato en la tina, es muy posible que el cerebro pase de ondas activas a ondas theta, un estado de aprendizaje, curación, intuición y crecimiento profundos.

Organizar una visita a unos baños termales o minerales es otra manera increíble de experimentar los beneficios que sumergirse en agua ofrece al descanso. Dependiendo de la ubicación geográfica de los baños o de los manantiales, encontrarás minerales como el magnesio, sulfatos, hierro o litio. Otro de los motivos por los que los baños minerales facilitan el descanso es que el calor ayuda a los músculos a destensarse, al sistema nervioso a relajarse y a la circulación sanguínea a fluir. Esto permite que el cuerpo entre en un estado de relajación y que, con frecuencia, nos sintamos revitalizados al salir del agua. Puedes crear tu propio baño reparador en casa. No hace falta viajar para disfrutar de los poderes relajantes del agua.

Entrar en una parte más profunda de ti mismo *exige* descansar.

Baño ritual

SUMERGIR EL CUERPO en agua caliente ofrece beneficios importantes, tanto físicos como psicológicos, y hacerlo con frecuencia te puede ayudar a descansar a profundidad. Un estudio reciente llevado a cabo en Japón demostró que bañarse con regularidad en agua a cuarenta grados centígrados, aunque sea durante solo diez minutos, reduce el estrés, la fatiga y el dolor.[36] Los baños también ofrecen beneficios importantes para el descanso, porque son una oportunidad para desconectarse de los dispositivos, bajar el ritmo y pasar tiempo a solas y en silencio. Aunque no todos tenemos el lujo de contar con una tina en casa, los regaderazos calientes también son relajantes, sobre todo si logramos que el baño esté calentito y lleno de vapor antes de que entremos.

En muchas culturas, el baño ritual precede al *sabbat*, porque es una oportunidad para depurar lo antiguo y prepararse para lo nuevo. El baño ritual consiste en sumergirnos simbólicamente en el agua de la matriz acogedora y en reconectar con nuestra primera medicina, como se le conoce en muchas culturas indígenas. También es una práctica muy profunda de cuidar el cuerpo, esté como esté en cada estación concreta de la vida, con amabilidad, amor y atención. Son tres elementos esenciales del descanso.

Para aprovechar al máximo tu baño ritual, dispón el baño de modo que facilite que la mente se pueda relajar y deja afuera todos los dispositivos electrónicos. Si no dispones del espacio necesario para «simplificar» tu baño por completo, incluso cerrar la cortina de la tina, si tienes, puede marcar una gran diferencia a la hora de crear el espacio visual y psíquico para sumergirte en tu cuerpo y en tu tina. Para crear tu baño personalizado, añade sales de Epsom, de magnesio, unas gotas de aceites esenciales como lavanda o manzanilla, o incluso una ramita de eucalipto fresco. Algunos aceites esenciales pueden irritar los pulmones cuando se convierten en aerosol en el vapor, así que ten cuidado con los que elijas. Si necesitas un poco más de apoyo durante el baño o si quieres generar una atmósfera relajante, enciende alguna vela o reproduce música relajante. Eso sí, asegúrate de que el dispositivo electrónico esté lejos del agua.

Reserva entre diez y treinta minutos. Cuando pases tiempo en agua caliente, ya sea en la naturaleza o en casa, mantente bien hidratado y no te sobrecalientes si quieres acceder a todos los beneficios reparadores.

Llena la tina de agua caliente y añade las sales o los aceites esenciales de tu elección.

Cuando esté listo, sumérgete en el agua y permanece así durante tanto tiempo como puedas.

Durante el baño, respira lentamente y observa qué surge en ti. Presta atención al cuerpo, lávate con ternura (como una madre amorosa lavaría a su bebé) y cuida de cada centímetro de tu piel. Activa tus sentidos.

Cuando hayas terminado, vacía la tina y sal con cuidado. Envuélvete en una toalla mullida. Fíjate en cómo te sientes.

Baños de bosque

Como terapeuta, ofrezco a mis clientes un abordaje integrador que apela a hábitos somáticos y orientados a la naturaleza como portales a la recuperación. Conectar con regularidad con la naturaleza y, en última instancia, con nosotros mismos, es una estrategia de eficacia demostrada para recuperar las partes de nosotros que hemos evitado, las partes de nosotros que necesitan descansar. El reconocimiento de que formamos parte de la naturaleza, de que no somos ajenos a ella, cobra cada vez más impulso en nuestra cultura. Estoy profundamente agradecida por este alejamiento del paradigma que nos separaba de ella, porque cada vez más de nosotros honramos la necesidad de reparar nuestra relación con la naturaleza, con nosotros mismos y con la medicina del descanso.

Tomo baños de bosque desde que era pequeña, aunque entonces no sabía lo que eran. De pequeña, solía correr hacia el bosque que había detrás de casa para desconectarme del caos que era la vida familiar. Una vez que entraba en la sombra de los altos pinos de Virginia y de los robles negros, mi cuerpo bajaba de velocidad, se adaptaba a sus ritmos y mis pulmones respiraban. Me sentía segura. El bosque era mi refugio. El bosque me ofrecía los momentos de silencio, quietud, reflexión y descanso que tanto necesitaba. Durante toda mi juventud, tanto si estaba en el bosque de detrás de casa como de excursión por el sendero de los Apalaches o durmiendo bajo las estrellas en una templada noche de verano en Georgia del Norte, los bosques siempre fueron un refugio en el que me podía desestresar, pensar con claridad, regresar a mí y relajarme profundamente.

Para poder entrar en un estado de activación del sistema nervioso parasimpático, en un estado de descanso verdadero (no de anestesia o de desconexión), es fundamental que nos sintamos seguros. Los baños de bosque nos pueden ayudar a conectar con esa seguridad porque reducen el nivel de cortisol, la hormona del estrés, en sangre.[37] Al aprehender el bosque con todos los sentidos, promovemos la sensación de comodidad, de relajación. La expresión *baños de bosque* procede del japonés *shinrin yoku. Shinrin* significa «bosque», y *yoku*, «baño». *Shinrin-yoku* significa «bañarse en la atmósfera del bosque». Los baños de bosque actúan como un puente que conecta nuestros sentidos con el mundo natural.[38]

Escucha con atención
los sonidos de
la *naturaleza* que
te rodea.

Baños de naturaleza

AUNQUE LA INVESTIGACIÓN ha demostrado los beneficios de los baños de bosque, como los fitoncidas* de algunos árboles que ayudan a reducir el estrés, te puedes dar baños de naturaleza en cualquier entorno natural que te resulte reparador.[39] Por ejemplo, un paseo de veinte minutos por el jardín botánico de una ciudad sin mirar el celular puede mejorar la cognición y la memoria, además de la sensación de bienestar.[40] Puedes practicar en un parque cercano o convertirlo en una aventura y salir de la ciudad. Te recomiendo encarecidamente que hagas tanto lo uno como lo otro. Prueba a darte un baño de naturaleza en un lugar próximo a ti una vez a la semana y ve algo más lejos una vez al mes o cada dos meses. Te animo a que organices un viaje

* Compuestos orgánicos volátiles antimicrobianos derivados de plantas. *[N. de la e.]*.

anual a un parque nacional o estatal: las investigaciones demuestran que cuanto más salvaje sea la naturaleza en la que nos bañemos, mayor es la recuperación que experimentaremos.

Para comenzar, elige el sitio. Busca un lugar en el que puedas caminar sin rumbo y tan lentamente como te sea posible.

Fíjate en tu entorno mientras caminas. Los árboles, las plantas, la luz que se extiende sobre el terreno, los animales que pueda haber... Escucha los sonidos del entorno, el viento al soplar, la marea que sube, el croar de una rana... Siente el suelo bajo los pies, la textura de la tierra. Inhala y exhala profundamente, permite que el cuerpo encuentre el camino al lugar en el que estás ahora. Dale tiempo a que se adapte a este momento.

Sigue caminando lentamente y presta atención a los impulsos del cuerpo a caminar en una dirección concreta. Síguelos. No hay prisa. Ve despacio. No tienes que llegar a ningún sitio. Estás disfrutando de la belleza de la naturaleza, de lo maravillosa que es. Estás entrando en un estado más coherente y relajado.

Cuando hayas terminado, da las gracias a la tierra y a todo lo que te sientas llamado a agradecer. Fíjate en cómo sientes el cuerpo. Toma conciencia de tus pensamientos, emociones y sensación de amplitud.

Usar los sentidos

Esta práctica de descanso activa los sentidos y te pide que prestes atención a la respiración, a ese sonido en la distancia o al aroma de una flor. Es una manera muy potente de conectarnos con el momento presente y con el mundo natural que nos rodea.

Durante unos momentos, escucha los sonidos naturales que te rodean. Quizá sea el canto de un pájaro, la brisa, la lluvia, el ladrido de un perro... Intenta identificar el sonido más fuerte y el más suave.

Ahora, mira frente a ti y permite que la visión se expanda. Busca una línea del horizonte en la distancia y relaja la vista. Fíjate en todo lo que ves. Las ramas de un árbol, la luz del sol que brilla frente a ti... Contempla la naturaleza que te rodea.

Siente el aire en el rostro. Percibe su temperatura y en dónde entra en contacto con la piel.

Inhala profundamente y huele la atmósfera. Exhala completamente y siente los pies sobre la tierra. Fíjate en cómo sientes el suelo, en lo dura o blanda que es la tierra bajo tus pies.

Mira a tu alrededor y observa si hay algo que puedas tocar: una hoja de hierba, el tronco de un árbol, una piedra... Tócalo y permite que se convierta en tu ancla.

Dedica dos minutos a «ser», sin más, sin necesidad de apresurarte, sin intentar volver a lo que fuera que estuvieras haciendo antes. Usa tus sentidos para sentir lo que te rodea, para estar verdaderamente presente en el momento.

Cuando estés preparado, desplaza la atención y, poco a poco, sal del ejercicio.

Conectar con la Tierra

Algunos de mis recuerdos más relajantes tienen que ver con estar acostada en el suelo, sobre la tierra, con los brazos abiertos, mirando al cielo y sintiendo el contacto entre la parte posterior de mi cuerpo y el suelo. El primer día que Nic y yo pasamos juntos, llegué a su casa en Oakland después de un breve vuelo desde Los Ángeles. Hablamos un poco, comimos y, luego, salimos al jardín y nos acostamos sobre el pasto. Sobre nosotros se alzaba una mimosa en flor, un árbol al que la medicina china llama «el árbol de la felicidad». De hecho, usan la corteza para preparar una infusión que promueve una respuesta al estrés saludable. Observé el árbol durante un tiempo mientras dejaba que la parte posterior de mi cuerpo se relajara con cada exhalación, se hundiera más en la tierra, anclándose, tomando tierra, descansando.

Aunque la práctica de conectar con la Tierra se está generalizando cada vez más, dista mucho de ser una práctica nueva. Culturas antiguas de todo el mundo reconocían el valor de conectar con la Tierra y daban gran importancia a honrar esa relación esencial. Por fin, la ciencia se ha puesto al día en cuanto a esta sabiduría ancestral y confirma que la Tierra es un recurso fenomenal para la salud y la curación, sobre todo en lo que a la recuperación se refiere.

Entonces, ¿en qué consiste exactamente la práctica de conectar con la Tierra? Según el Earthing Institute, conectar con la Tierra repara una conexión eléctrica esencial con la Tierra que hemos perdido a lo largo del tiempo debido a cómo vivimos. Muchas personas conviven con el dolor y la debilidad durante toda su vida precisamente como consecuencia de esa desconexión. Reconectar con la Tierra significa reconectar con la salud y con la curación, y funciona en personas de todas las edades, desde bebés hasta ancianos. Restaura el eslabón perdido con un protector natural al que habíamos abandonado: el contacto sanador de la Tierra.[41]

Piensa en reconectar con la Tierra como en una vitamina crucial que hay que tomar a diario. Obtenemos energía del sol a través de la piel en forma de vitamina D, un nutriente esencial para la absorción del calcio, la función inmunitaria, y la salud ósea, muscular y cardiaca.[42] La Tierra nos ofrece una abundante cantidad de electrones libres en el suelo que nos pueden ayudar a neutralizar los radicales libres del cuerpo, mejorar el sueño, aliviar el dolor crónico y acelerar la curación.[43] La conexión con la Tierra también reinicia el reloj biológico y lo alinea con la armonía de la naturaleza, con el trazado de la Tierra, con la matriz curativa fundamental. Cuando invertimos tiempo en conectar con la Tierra, nos ofrecemos una dosis de curación profunda que ofrece al cuerpo la ayuda que necesita para recuperarse.

La frecuencia basal o «latido» de la Tierra es de 7.83 ciclos por segundo, es lo que se denomina *resonancia Schumann*. Un fascinante estudio de 1977 reveló que las ondas cerebrales de los místicos que canalizaban información universal vibraban a 7.83 ciclos por segundo. Esto apunta con claridad a lo que los maestros de meditación dicen desde hace años: que en la meditación profunda, en la presencia, hay un intercambio constante de energía curativa entre quien medita y la Tierra.[44]

Desde que me mudé a las montañas, mis pies se han vuelto más ásperos y resistentes. Los días de *pédicure* y de pies sedosos han quedado atrás. Voy descalza siempre que puedo en todas las estaciones, menos en invierno. Camino sobre la tierra y sobre granito, siento la Tierra, conecto con sus pulsaciones y absorbo sus electrones como una esponja. He convertido la conexión con la Tierra en una parte constante de mi vida y, de este modo, he conectado literalmente con sus poderes curativos, un recurso al que accedo cuando necesito volver a mi centro y descansar. Con frecuencia, la medicina más potente para la restauración es la más intuitiva.

Conectar con la Tierra

La manera más sencilla de conectar con la Tierra es poner las manos, los pies o el cuerpo directamente sobre el suelo al aire libre. Por ejemplo, puedes pasear por la playa descalzo, darte un baño de naturaleza descalzo, apoyar las manos en el suelo o sobre el tronco de un árbol, caminar por un parque o acostarte sobre la tierra. Cuando entres en contacto con ella, fíjate en qué cambia en tu cuerpo. ¿Qué le sucede a tu respiración? ¿Qué sientes en el corazón? ¿Qué se podría recuperar en tu cuerpo o en tu comunidad si dedicaras parte de cada día a conectar con la Tierra?

RECORDATORIO

Siente los pies sobre el *suelo*.

REVOLUCIONARIO

Meditar con flores

LAS FLORES SIMBOLIZAN la vida, la apertura y la belleza. Este hábito de reposo es un ejercicio de atención plena tan sencillo como eficaz que procede de la tradición taoísta de «observar las flores». En esta tradición, las flores son el foco de atención, además de un ser vivo cuya energía única puede ser profundamente reparadora y nos ayuda a conectar con nuestro poder innato para descansar.

Meditar con flores suele ser muy relajante, aunque también nos puede recargar de energía, dependiendo de la flor de la que se trate. Si, mientras meditas, notas que tu nivel de energía sube, presta atención a las diferencias entre esa energía y la energía acelerada que te ofrecen el celular o una taza de café. Hay maneras de recuperar energía que nos llenan y otras que nos dejan vacíos. Entender esta diferencia es muy importante a la hora de trabajar el descanso, porque nos aporta una información de valor incalculable acerca de cómo acceder a una energía limpia que no nos desgaste.

Busca una flor. Disponla en un jarrón o en un vaso y colócala aproximadamente a treinta centímetros de ti, a la altura de la vista.

Siéntate en un lugar cómodo. Apoya los pies en el suelo, separados a la anchura de la cadera.

Inhala y exhala lentamente por la nariz. Reflexiona acerca de la tierra, el sol, la lluvia y el terreno que han permitido que la flor que tienes ante ti crezca. Relaja la mirada y observa la flor. Parpadea normalmente y sonríe con suavidad, libera toda la tensión que pueda haber en el rostro.

Observa la flor con la inocencia de un niño, como si fuera la primera vez que ves una. Fíjate en los detalles, las formas, los colores, las texturas y los aromas que emite.

Intenta sentir la energía de la flor, sus vibraciones, lo extraordinaria que es. Cuando aparezca algún pensamiento, identifícalo y devuelve con suavidad la atención a la flor. Sigue comulgando con la flor y conecta con su magnificencia.

Una vez que hayas terminado, transmite tu agradecimiento a la flor y fíjate en cómo te sientes.

Cuidar de una planta

LA INVESTIGACIÓN ha revelado que, al igual que sucede con la meditación, cuidar de plantas de interior mejora la concentración, la productividad y el estado de ánimo general. Varios estudios han concluido que las personas que invierten tiempo en cuidar de plantas sufren menos estrés en sus vidas. Dedicar tiempo a cultivar una relación con plantas es una manera muy accesible y asequible de ahondar en la relación con el descanso, con los ciclos de la vida y con el mundo natural.

Si eres un recién llegado al mundo de la jardinería, te sugiero que comiences con una planta de interior que no necesite muchos cuidados y que tenga propiedades para la reducción del estrés, como la albahaca, la menta, el áloe vera, la lengua de suegra (sansevieria), el teléfono (poto) o las plantas de aire. Te animo a que visites la tienda de jardinería más próxima a ti, porque es muy probable que tengan una amplia variedad de plantas adaptadas a tu región. Si ya eres aficionado a las plantas y confías en tu capacidad para cuidarlas, ¿por qué no comienzas por plantar la semilla o incluso practicar en un jardín en el exterior? Elijas lo que elijas, recuerda que se trata de un hábito de descanso y que ha de ser reparador; no lo conviertas en otro proyecto que añadir a tu lista de tareas pendientes. La idea es que cuidar de una planta forme parte de tu caja de herramientas para el descanso.

Siéntate junto a tu planta entre tres y cinco minutos cada día. Fíjate en cómo han cambiado las hojas o los tallos. Desliza con suavidad un dedo sobre una hoja y palpa la consistencia del sustrato.

Observa la maravillosa creación de la naturaleza y toma conciencia en un nivel macro. Sintoniza con la planta desde una perspectiva serena y una atención centrada.

Fíjate en la vida de la planta, es otro ser vivo. Piensa en cómo te sientes ahora y en cómo te hace sentir cuidar de ella. ¿Qué notas en el cuerpo? ¿Cuál es la calidad de tu respiración? ¿Qué sientes al conectar con ella? ¿Notas el bienestar, el alimento y el apoyo que te ofrece?

A continuación, determina qué necesita la planta y, si es necesario, riégala o cámbiala de sitio. Antes de concluir el ejercicio, transmite tu agradecimiento a la planta y a todo el mundo natural.

Podar

La poda es un elemento esencial del cuidado del jardín y del terreno. Si una planta crece demasiado, asfixia a lo que la rodea e impide que algo crezca demasiado ni siquiera por debajo de la superficie. Cuando comenzamos nuestro jardín familiar, Solomon y yo plantamos la mayoría de las semillas. Plantamos varias semillas de cada una de las plantas que queríamos cultivar. Una vez que los brotes eran lo bastante altos, los tuvimos que podar o aclararlos para dejar espacio a que plantas más maduras también pudieran desarrollar brotes nuevos. Me resultó difícil, porque tuve que afinar mi intuición y conectar con cada una de las plantas, para determinar cuáles debía arrancar. Por duro que me resultara eliminar esos brotes tan tiernos, me ayudó a tomar conciencia de la verdad eterna de que necesitamos espacio para crecer. Todo, ya sea una planta, un niño, el amor o un hábito de descanso, necesita espacio para crecer.

Si nos queremos ofrecer el regalo del espacio, ese nutriente esencial, tenemos que adoptar el hábito de podar. Es muy habitual que nos aferremos a todo como si nos fuera la vida en ello; sin embargo, nuestra libertad y nuestro descanso dependen de que estemos dispuestos a soltar, a podar.

¿Qué estás dispuesto a soltar? Elige una cosa, empezando por la más pequeña, quizá un par de zapatos que ya no te pones y que podrías donar a alguien que los necesite. ¿Y qué hay de ese libro viejo, de esa mesa que ya no usas y ocupa espacio en el garaje o de ese aparato de cocina que no usas nunca? Quizá tengas proyectos en marcha que te agotan y que no aportan la más mínima alegría a tu vida o relaciones que te frenan. Comprométete a donar o a soltar una cosa esta semana y otra la semana que viene. Sigue con este hábito hasta que sientas más claridad y libertad en tu vida y te hayas dado, así, más espacio para recuperarte.

Las plantas como aliadas para el descanso

Hace siglos que las plantas se usan para promover la relajación y el descanso. Últimamente, el campo de la fitoterapia está creciendo, en parte porque muchos de nosotros sentimos la necesidad de vivir más conectados con la Tierra y en parte como respuesta a la abrumadora cantidad de medicamentos presentes en el mercado. Lo asombroso de las hierbas, sobre todo de las que se cultivan orgánicamente en terrenos ricos en nutrientes, es que, con frecuencia, tienen menos efectos secundarios en las personas, son fáciles de cultivar en casa y nos ofrecen una manera empoderante de curarnos y repararnos.

Mi viaje hacia la fitoterapia comenzó cuando tenía veintitantos años. Estaba en las primeras etapas de una enfermedad crónica debido a la desregulación del sistema nervioso y a un trauma sin procesar, y empecé a beber infusiones con regularidad. Investigué un poco y decidí tomar infusiones de manzanilla cuando estaba nerviosa, de jengibre cuando tenía náuseas y de regaliz cuando necesitaba consuelo. Esas tres infusiones estaban en una rotación constante. Me encantaba lo mucho que me ayudaban a relajarme y a encontrarme mejor en mi propio cuerpo. Seguí bebiendo alguna combinación de estas infusiones durante años, mientras leía acerca de hierbas medicinales, las cultivaba en el jardín de casa y desarrollaba mi relación con ellas para que me ayudaran a cuidar de mí misma y a relajarme.

Desde esos primeros días, he ampliado mi conocimiento sobre hierbas medicinales estudiando de forma autodidacta, porque tengo la suerte de contar con muchos fitoterapeutas expertos y certificados en mi círculo íntimo, incluyendo a Nic, mi maravillosa pareja. Como las hierbas medicinales han desempeñado un papel tan importante a la hora de ayudarme a aliviar la ansiedad, regular las hormonas (lo que ha producido un cambio drástico en mi capacidad para bajar de ritmo), reparar mi sistema nervioso y mejorar mi capacidad para estar presente con el estrés en lugar de evitarlo o anestesiarme, quiero compartir contigo siete potentes aliadas que también te pueden ayudar a ti en tu viaje al descanso. Todas estas hierbas son nervinas, es decir, pertenecen a una clase de plantas que nutren y refuerzan el sistema nervioso y que ayudan a recuperar el equilibrio y el descanso corporal. Recuerda que la infusión es la manera más segura y suave de ingerir hierbas. Si tomas algún medicamento, estás embarazada o tienes dudas o preguntas, consulta a un fitoterapeuta certificado o a tu médico.

Manzanilla *(Matricaria chamomilla)*
Sándalo *(Melissa officinalis)*
Albahaca morada *(Ocimum sanctum)*
Avena *(Avena sativa)*
Amapola de California *(Eschscholzia californica)*
Verbena *(Verbena hastata)*
Flor de la pasión *(Passiflora incarnata)*

Infusión reparadora sencilla

1 cucharadita de flores de manzanilla secas
1 cucharadita de melisa seca
1 cucharadita de avena seca

Hierve agua en una tetera o en una olla. Deposita todos los ingredientes en una taza y añade doscientos cincuenta mililitros de agua caliente. Tapa y deja infusionar durante diez minutos. Bebe poco a poco y disfruta.

Meditación del té

A LO LARGO DE LA HISTORIA, culturas de todo el mundo han convertido beber té en un ritual reconfortante y nutritivo. Hay lugares en los que la práctica sigue muy vigente. Descubrí esta meditación en 2007, durante un retiro con el ya fallecido maestro zen Thich Nhat Hanh. Es un hábito muy potente que ancla los pensamientos y reconforta el cuerpo, al tiempo que invita a momentos de reflexión y de descanso en nuestro día. Beber té ofrece muchos beneficios asociados al descanso, como la reducción de la ansiedad y del estrés,[45] una mayor sensación de serenidad, un mayor nivel de antioxidantes y una mejora del sueño y de la salud mental. Para acceder a todos estos beneficios, se aconseja beber tés e infusiones naturales sin cafeína, como manzanilla, menta, rosa, centella asiática, kava o rooibos.

Elige el té o la infusión. ¿De hoja suelta o en bolsita? Piensa en tu estado de ánimo actual y elige una que serene y alivie el estrés. ¿Cuál es tu intención al elegir la infusión y el método de preparación?

Escoge el recipiente. Dedica unos instantes a elegir la taza ideal para esta infusión concreta. Quizá sea la taza que te regaló una buena amiga, un hallazgo épico en una tienda de segunda mano o una obra salida de la mano de un artesano local.

Espera a que el agua hierva y entonces observa el hervor. Encuentra una postura cómoda en la que puedas descansar mientras esperas a que el agua comience a hervir. Empieza a prolongar las exhalaciones de un modo que te resulte cómodo. Fíjate en el sonido del agua mientras inhalas y exhalas. Dependiendo del método que uses para hervir el agua, es posible que tarde un poco. Intenta acomodarte en la espera y toma conciencia de lo que vaya surgiendo en ti. Permanece en el proceso de la espera. Fíjate en cómo se acelera el agua mientras se calienta. Fíjate en el vapor que sale de la tetera o de la olla cuando empiece a hervir. Cuando esté lista, retira el agua del calor.

Observa la infusión mientras se transforma. Vierte con cuidado el agua caliente en la taza, para infusionarla. Observa cómo el agua va cambiando de color. Date unos instantes para oler el aroma que asciende de la taza. No tengas prisa, fíjate en cómo la infusión se va transformando y, cuando esté lista, añade los extras de tu elección (miel, limón, leche...) con atención plena. Espera a que la infusión se enfríe hasta alcanzar una temperatura cómoda para beber.

Prepárate para saborear cada sorbo. Cuando estés listo, lleva la taza a tu zona preferida para sentarte y siente el calor de la taza entre las manos. Siente su peso. Inhala profundamente y exhala. ¿Qué hueles? Da el primer sorbito cuando estés preparado, poco a poco y con intención. Fíjate en el sabor de la infusión en la boca. ¿A qué sabe? ¿Qué evoca en ti? Cuando sientas el impulso de tragar, hazlo respetando tu ritmo natural.

Presta atención a todo el proceso. Mientras avanzas en el lento proceso de sintonizar con tu ritmo interno y disfrutar de la infusión, toma conciencia de tu entorno. Fíjate en el contacto del cuerpo con el asiento, el suelo, la taza o, quizá, la mesa. ¿Puedes asentarte más plenamente en este momento? Desde aquí, fíjate en el ritmo al que bebes el té. ¿Sigues alineado con tu ritmo o sientes el impulso de ir más rápido? Explóralo durante unos instantes y, en la medida de lo posible, sin juicios. Sigue bebiendo la infusión y observa los cambios en la temperatura o el color a medida que se vaya acabando.

Concluye la meditación pensando en tu satisfacción. Una vez que hayas terminado la infusión y el ejercicio esté llegando a su fin, dedica unos minutos a identificar qué te ha satisfecho de esta experiencia. ¿En qué momentos te has sentido conectado, apoyado o contento durante la meditación? ¿Cómo has sabido que ya tenías bastante? Recuerda los momentos en los que te has sentido descansado. Ahora, transmite a la Tierra tu gratitud por haber compartido sus recursos contigo y expresa tu agradecimiento también a todas las personas que han trabajado para cultivar, cosechar, empaquetar y traerte esta infusión.

RECORDATORIO

No tienes que demostrar que *mereces* descansar.

REVOLUCIONARIO

Ritmos naturales

Uno de los lugares en los que dejaba descansar la atención cuando comencé a entrenar la respiración fue la pausa orgánica que se presenta sola entre la inhalación y la exhalación. Esa pausa surge de un sistema nervioso regulado e ilustra, de un modo muy tangible, los ritmos internos que forman parte de nuestra biología, del mundo natural. Cada vez que me doy permiso para bajar de revoluciones lo suficiente como para sentir este ritmo interno, recuerdo el poder inherente a la interconexión, recuerdo que mi ser está en profunda sincronía con el ritmo de la Tierra.

Tal y como hemos comentado en «Recuperar el ritmo natural» (véase pág. 111), la sincronía es un fenómeno natural que sucede cuando el ritmo interno se conecta con el entorno. En términos científicos, es la tendencia de una entidad a resonar en sincronía con otra en respuesta a una frecuencia o vibración dominante.[46] Cuando se trata de descansar, prestar atención a las maneras en que hemos perdido la sincronía con el mundo natural es un hábito esencial. Uno de los principales motivos por los que hemos desconectado de nuestros ritmos internos inherentes es que nos hemos desconectado de la naturaleza.

Veamos, por ejemplo, el ritmo circadiano, el ciclo de veinticuatro horas que comprende ritmos fisiológicos y conductuales, como el sueño. El ritmo circadiano guía al cuerpo y le hace saber cuándo es hora de dormir y cuándo es hora de estar despierto. Este ritmo usa las señales de luz y de oscuridad del entorno para predecir qué hacer en el futuro: cuándo prepararnos para estar activos y cuándo prepararnos para dormir.[47] Uno de los grandes problemas a los que nos enfrentamos muchos de nosotros es el uso de luz artificial en el trabajo y en casa, además de la luz azul de las pantallas y de los celulares. Hay multitud de estudios que demuestran que la exposición a la luz artificial, y sobre todo a la luz azul, desata el caos en el sueño, lo que a su vez merma nuestra capacidad para acceder al descanso que necesitamos.

Cuando el ritmo circadiano se altera, ejerce un efecto negativo sobre nuestros esfuerzos para descansar. Una manera sencilla de reparar el ritmo circadiano o reloj biológico es esforzarnos tanto como podamos en despertarnos lo más cerca posible del amanecer y acostarnos con el atardecer. El reloj circadiano es especialmente sensible a la luz unas dos horas antes de la hora en que solemos acostarnos y durante la noche, hasta aproximadamente una hora después de la que solemos levantarnos (este es el periodo sensible). Esto significa que nos tenemos que esforzar al máximo por minimizar la luz azul unas horas antes de acostarnos; muchos celulares y computadoras ofrecen ajustes que permiten reducir la exposición a la luz azul. Intenta también acceder a tanta luz natural como te sea posible a primera hora de la mañana y a lo largo del día. ¿Sabías que la luz natural normaliza los horarios del sueño y mejora el estado de ánimo?[48]

Restaurar el reloj biológico

Una manera sencilla de comenzar es despertarse a la misma hora cada día; es una acción muy sencilla, pero puede hacer maravillas para volver a poner en hora el reloj biológico. Otra opción es llevar a cabo las actividades en el momento más adecuado del día. Por ejemplo, intenta hacer las tareas que exijan más esfuerzo mental durante la primera parte del día. Cuando estés más distraído, por la tarde, intenta hacer actividades que no exijan tanto esfuerzo al cerebro.

Aunque es cierto que, dada la longitud de nuestras jornadas laborales, recalibrar el reloj biológico puede ser muy complicado, es crucial que encontremos la manera de regular nuestros ritmos y de entrar en sincronía con el ciclo natural del amanecer y el atardecer si queremos acceder a la reparación que necesitamos. Otra de las maneras en las que podemos entrar en sincronía con la naturaleza es alinearnos con las estaciones y los ciclos lunares. Muchas culturas de todo el planeta cuentan con distintos rituales y maneras de honrar el cambio de las estaciones y de la luna. Crecí en la fe judía y muchas de las fiestas principales tienen que ver con estos cambios, como la pascua en primavera o el *rosh hashaná* (el año nuevo judío) en otoño. Es interesante señalar que el calendario judío es lunisolar, es decir, está regulado por las posiciones tanto del sol como de la luna.

Celebrar el cambio de las estaciones puede ser una manera fantástica de entrar en sincronía con los ritmos de la naturaleza y de sentirnos más conectados con los ciclos orgánicos de trabajo y de reposo del cuerpo. Dependiendo de la biorregión en la que vivas, percibir los cambios estacionales será más fácil o más sutil. Crecí en Atlanta, por lo que el cambio de verano a otoño era fácil de detectar: el aire se volvía más fresco, los árboles se preparaban para la dormancia y el viento se empezaba a levantar. Sin embargo, mientras viví en Los Ángeles, me costó algo más entrar en sincronía con el cambio del verano al otoño, porque muchas de las suculentas y de los árboles de mi barrio eran de hoja perenne y la temperatura tampoco bajaba demasiado. Tuve que recurrir a las señales del sol y de los pájaros, cuyos ritmos eran distintos allí que en Atlanta.

Los ritmos son innatos a nuestra biología y a nuestra conexión con el mundo natural. Por mucho que nos alejemos de la conciencia rítmica que forma parte de nuestra constitución eterna, por muchas semanas de trabajo agotador que encadenemos, por mucho que ignoremos nuestra necesidad de descanso y de conectar profundamente con los demás, el ritmo sigue existiendo en nuestro interior, es inquebrantable. Es tan real como nuestra fuerza vital y forma parte de lo que nos entreteje en el tejido de la existencia humana. Por muy desconectados que estemos de nuestros ritmos naturales, en cuanto empezamos a practicar el descanso, en cuanto nos sincronizamos con el amanecer, con una estación o con un ciclo lunar, recordamos esta verdad eterna: es imposible perder la sincronía con nosotros mismos.

Empujarte y forzarte agota tu fuerza *vital*.

Rituales lunares

CREAR SENCILLOS RITUALES lunares es una gran manera de instaurar un ritmo, sobre todo para quienes no tienen un ciclo mensual. Los rituales lunares son un hábito antiguo y sagrado en muchas partes del mundo. La luna tiene ocho fases, en este orden: luna nueva, luna creciente, cuarto creciente, luna gibosa creciente, luna llena, luna gibosa menguante, cuarto menguante, luna menguante. Este ciclo se repite una vez al mes, cada 29.5 días. Las fases de la luna influyen en el crecimiento o declive de las plantas, los animales y los seres humanos. A lo largo de la historia, los baños de luz de luna se han considerado una parte sagrada y esencial de todos los ciclos.

Si acabas de comenzar a adoptar este hábito, te sugiero que cultives un ritual para la luna nueva y para la luna llena. La luna nueva marca la primera fase lunar y el comienzo de un nuevo ciclo. Como tal, representa los nuevos comienzos. Por ejemplo, en cada luna nueva podrías probar a fijar una intención para los hábitos de descanso. Muchas personas, incluida yo misma, aprovechamos la energía de la luna nueva cada mes para limpiar la casa y la oficina, reflexionar acerca de nuestras intenciones para el ciclo siguiente y darnos tiempo adicional para descansar.

La luna llena es el cénit del ciclo lunar y representa un momento para reunirnos en comunidad, soltar lo que ya no nos sirve y honrar lo que hemos cultivado durante la luna nueva. Los rituales de luna llena pueden ser sencillos e individuales, o con más personas. Te aconsejo que reflexiones acerca de lo que hayas aprendido durante el ciclo anterior, practiques el ritmo de la respiración (véase pág. 150) y celebres las maneras en las que has estado presente en los hábitos de descanso durante este mes.

Repararnos con la naturaleza

Uno de los elementos esenciales para profundizar en este trabajo de descanso es la práctica de devolver a la naturaleza parte de lo que nos entrega, cuidarla y permitir que nuestra relación con ella crezca. Explotar la naturaleza puede ser muy tentador en la cultura acelerada y extractiva actual; por eso, practicar la reparación basada en la naturaleza y experimentar la riqueza que esta nos ofrece nos ayuda a transformar las actitudes que convierten la naturaleza en objeto y a crear relaciones que tejemos juntos al vivir en y con la naturaleza. En otras palabras, no basta con acercarse a un árbol y abrazarlo. Tenemos que conectar con él y aprender a preocuparnos por él, a cuidarlo y a conservarlo para generaciones futuras.[49] Y tenemos que recordar la íntima conexión que tenemos con él.

La urgencia para que todos y cada uno de nosotros cultivemos estas conexiones es muy real. Aunque es evidente que todos nos beneficiamos de la conexión con el mundo natural, la Tierra también sale beneficiada cuando los seres humanos nos comprometemos a cuidar del planeta. Toda búsqueda genuina de una vida descansada ha de incluir esta relación vital e íntima. No se puede negar: entre la crisis climática, la pérdida de biodiversidad, la contaminación del agua y la extinción de especies animales, nuestro hogar —el planeta que nos da la vida— necesita desesperadamente nuestra atención y cuidados. Si permanecemos desconectados de la naturaleza, permanecemos desconectados de nosotros mismos y de nuestra capacidad innata para descansar.

No hay que esperar para empezar a cuidar la naturaleza, de la misma manera que no hay que esperar para empezar a descansar. Cuando trabajamos para reparar el planeta, nos reparamos a nosotros mismos. Cuando sentimos la Tierra, nos sentimos a nosotros. En palabras de Vandana Shiva, activista medioambiental y defensora de la soberanía alimentaria: «No eres Atlas, no llevas el planeta a tus espaldas. Es conveniente recordar que el planeta te lleva a ti».

Esta estación,
regálate paciencia.
Nada *florece* todo
el año.

07

La llamada más profunda

Comienzo la última sección de este libro con palabras de aliento. Afrontar la toma de conciencia de lo desesperadamente que necesitamos descansar no es fácil. Reconocer que estamos agotados y que queremos elegir descansar son dos pasos esenciales en este viaje. Explorar las distintas maneras en que hemos evitado o nos hemos negado esta medicina vital puede ser incómodo, desconcertante, alarmante y, en ocasiones, doloroso. Regresar al refugio de nuestros ritmos, de nuestra querida Tierra, de los demás y del descanso sin el que no podemos prosperar es una manera muy profunda de asumir que podemos dedicar el tiempo que necesitemos a entender. Dedica tanto tiempo como necesites. Por favor.

Si ya llegaste hasta este punto del libro, habrás empezado el proceso de reclamar más descanso en tu vida. Estés donde estés en el continuo del descanso, siempre habrá momentos de la vida en los que bajarás el ritmo de manera orgánica y conectarás con el poder reparador del descanso. También habrá estaciones en las que experimentarás más estrés, pena, dolor y agotamiento. Al igual que las hojas de los poderosos robles azules, el del descanso es un ritmo que va y viene. A veces sentimos más espacio en nuestro cuerpo y en nuestras vidas, mientras que hay ocasiones en las que nos sentimos más comprimidos y acelerados. Sea como sea, las invitaciones a descansar se harán notar, por silenciosa o brevemente que lo hagan. No las podemos ignorar. En esos momentos, tenemos que elegir descansar.

Cada vez que nos detenemos o que nos fijamos en el ritmo de la respiración, recordamos la enseñanza eterna de la transitoriedad, de que las cosas cambian. Cuando vemos cómo la luz nos llega desde el cielo, podemos elegir, durante un instante, entregarnos a la presencia, a la apertura, al descanso. Cuando nos damos cuenta de que vamos acelerados porque la ansiedad nos dice que no tenemos tiempo suficiente (y es cierto que, en muchos aspectos, nunca tenemos tiempo suficiente), nos podemos poner la mano sobre el corazón y hacer saber a nuestras partes ansiosas que no hay necesidad de correr ahora.

Esos momentos de descanso orgánico se me revelan continuamente y es muy probable que también se te revelen a ti si te comprometes a adoptar los hábitos del libro. Me parece increíble que haya momentos reales de descanso entretejidos en nuestras vidas y a los que podemos acceder si estamos dispuestos a percibirlos y a crearlos. Estoy segura de que no soy la única que siente el impulso de irme una noche, un fin de semana o incluso una semana entera para recargarme, aunque casi nunca sea una opción real. Aunque defiendo los retiros de descanso personal e incluso los facilito como parte de mi trabajo, la realidad es que, con frecuencia, no nos podemos ir a ningún sitio.

No podemos esperar a que se nos presente la oportunidad de hacer una escapada para descansar. Es esencial que encontremos el retiro ahora, en este momento preciso. Tenemos que encontrar maneras de recuperarnos en medio de todas las crisis a las que nos enfrentamos. Tenemos que estar dispuestos a crear las condiciones para insertar el descanso allá donde podamos y donde sea seguro hacerlo. Esto significa, literalmente, agendar los hábitos de descanso en el día, de la misma manera que agendamos reuniones de trabajo, citas con el médico y eventos sociales.

Además de crear tiempo para descansar, tenemos que practicar soltar nuestras expectativas de cómo ha de ser y cómo se ha de sentir el descanso. Es muy probable que, al principio, resulte raro, difícil, aburrido o improductivo. Es habitual que al cuerpo le cueste tolerar la bajada de revoluciones, debido a que el ritmo acelerado es el habitual y el dominante en nuestro sistema nervioso. Es como si fuera todo lo que somos, cuando lo cierto es que somos mucho más que nuestros patrones de supervivencia.

Invitar a la renovación, a pesar de las influencias que nos mantienen acelerados, distraídos, agotados, desconectados y en una competencia continua entre nosotros, exige valor. Es posible que, al principio, al adoptar los hábitos de descanso, o en temporadas en que la vida sea especialmente difícil o dolorosa, sintamos mucha resistencia o se produzca una lucha interior. Forma parte del proceso. La práctica evolucionará con el tiempo.

Siempre hay miles de motivos por los que seguir a toda velocidad. Pararse de verdad puede ser muy difícil, incluso si estamos en plena crisis. Y no hace falta esperar a una crisis —como una enfermedad, un divorcio, el fallecimiento de un ser querido o cualquiera de las crisis nacionales y globales en las que estamos inmersos ahora— para ofrecer descanso al corazón, a la mente, al cuerpo, a las familias y a las comunidades. Podemos empezar hoy mismo, de la manera más pequeña.

Estar presente en el descanso en lugar de seguir avanzando sin pausa hacia el futuro exige una disciplina suave y constante. Esta parte del libro, «La llamada más profunda», te invita a que ahondes aún más en tu interior y a que comiences a integrar lo que has aprendido. Es una invitación a explorar cómo el descanso se puede extender hacia el exterior y afectar a nuestras relaciones, a nuestras comunidades, a nuestra cultura y al planeta. Juntos exploraremos cómo integrar y sostener el trabajo de descanso, cómo crear un cambio sostenido y cómo diseñar la visión del futuro que queremos para las próximas generaciones, aunque no vivamos para ver cómo se manifiesta.

Escritura integradora

ES IMPORTANTE que dediques algo de tiempo a integrar de forma regular lo que has aprendido de las enseñanzas del libro y que sigas integrándolo a medida que ahondes en los hábitos de descanso con el tiempo. Como estamos programados para seguir adelante sin pausa, sin apenas permitirnos momentos para estar presentes en nuestro propio proceso de cambio, metabolizar los aprendizajes y tener una idea clara de cuán lejos hemos llegado puede resultar difícil. Cuando corremos de una cosa a la siguiente, nos quedamos insatisfechos, agotados, como si descansar no nos estuviera sirviendo de nada. Desprogramar la mentalidad extractiva y frenar durante el tiempo suficiente para integrar, que es como creamos un cambio duradero y sostenible, exige mucho esfuerzo.

Escribir es una de las maneras más efectivas de integrar los hábitos de descanso en el sistema nervioso y en la psique. Escribir, y me refiero a hacerlo a mano, con lápiz y papel, es un ejercicio integrador porque nos obliga a ir despacio. Le da al cerebro la oportunidad de conectar con el cuerpo. Es imposible escribir a mano a la misma velocidad con la que podemos teclear en la computadora, por lo que tenemos que cambiar de ritmo. Y este ritmo más lento nos permite aclarar pensamientos y emociones, nos ayuda a reconocer los patrones que habitan nuestra vida. La escritura y la introspección permiten que, con frecuencia, descubramos que entendemos mucho más de lo que pensábamos. Adoptar el hábito de escribir es una manera de acceder al subconsciente, de conectar con la complejidad y de tejer experiencias para crear una narrativa coherente.

Cuando estés preparado para ponerte a escribir, te aconsejo que elijas una libreta dedicada al descanso y que escribas en ella siempre que te venga a la mente. Como la visibilidad es clave para la formación de hábitos nuevos, quizá te sea útil mantener la libreta en un lugar accesible, donde la veas con frecuencia. Puedes asociar la escritura a tus hábitos de descanso diarios, o elegir un momento tranquilo del día durante el que puedas escribir sin interrupciones. Al igual que con el resto de las sugerencias de este libro, no te compliques. Escribe de la manera que te resulte más fácil. Quizá tu manera de escribir sea elaborar una lista de los momentos en que te has sentido satisfecho durante el día o recordar un momento de relajación o una conversación enriquecedora que te ha cargado las pilas. Elige algo fácil para empezar y ya lo ampliarás cuando estés listo, más adelante.

Cuando escribimos para sintetizar pensamientos, para nombrar la verdad y para practicar la vulnerabilidad, el impacto sobre nuestra capacidad para descansar puede ser enorme. Escribir nos invita a ahondar en cómo el descanso puede no ser un fin en sí mismo, sino una acción revolucionaria de cuidados colectivos.

Apoyo social para el descanso

Uno de los elementos esenciales para mantener la práctica de descanso a largo plazo es contar con una red de apoyo social durante el proceso. La sincronía natural lleva a que tendamos a sintonizar con el ritmo de la cultura en la que vivimos, independientemente de lo perjudicial que pueda ser para nuestro descanso. Es importante que conectemos de forma regular con puntos de anclaje que nos ayuden a mantenernos alineados con nuestras intenciones para bajar el ritmo y practicar el descanso como una parte importante de la llamada más profunda.

En mi caso, cultivo el apoyo social desde que empecé a aprender a vivir sobria. Es uno de los pilares de mi trabajo con clientes o cuando trabajo con grupos. Múltiples estudios han demostrado los beneficios de este tipo de apoyo, por ejemplo, la mejora de la capacidad para afrontar situaciones estresantes, el alivio de los efectos del malestar emocional o el refuerzo de la salud mental. Ofrecer y recibir apoyo social respecto a nuestros hábitos de descanso es una manera muy potente de integrar dichos hábitos, consolidar las redes neuronales del cerebro y reforzar el sistema nervioso de modo que, con el tiempo, podamos pasar de una línea base de urgencia a una línea base anclada y con recursos.

Cuando empieces a crear tu práctica de descanso, contar con el apoyo de un compañero te puede resultar muy útil. Puede ser alguien con quien mantengas un contacto regular, ya sea telefónico o con mensajes de texto, para explicarle cómo van tus hábitos de descanso. Te aconsejo que elijas a una persona con la que te sientas seguro y que también esté leyendo el libro, de modo que puedan adoptar los hábitos juntos. Al principio, organícense de la manera más sencilla posible y comprométanse con algo que se ajuste a ambos, como una llamada de diez minutos una vez a la semana, durante la que cada uno explicará durante cinco minutos el hábito que está adoptando y lo que sea que esté surgiendo al hacerlo. Recibir y ofrecer apoyo social por teléfono, en persona o por videollamada también es una manera práctica de experimentar el descanso que surge de la corregulación. Si decides practicar una de estas maneras, fíjate en cómo te sientes cuando hablas, cuando escuchas a tu compañero y después de la llamada.

Por otro lado, también pueden acordar enviarse mensajes de texto al final del hábito de descanso del día, una manera demostrada de mantenerse firme en las intenciones, mientras se ayuda al otro.

Hay muchas maneras de recurrir al apoyo social para el descanso y, a medida que practiques, descubrirás que algunas te funcionan mejor que otras. Sé flexible y honesto contigo mismo y con tu compañero. Recuerda que el objetivo es ayudarte a integrar el descanso en tu vida.

Guía para la práctica en grupo

Para organizar un grupo de apoyo para el descanso e integrar aún más el trabajo realizado, realicé una guía paso a paso para quienes estén interesados en compartir el potente hábito del descanso con amigos, familiares o comunidades enteras. Resulta casi paradójico que, a medida que descansamos más, nos sintamos llamados de forma natural a reunir los tesoros que descubrimos y llevarlos al mundo. Hay muchas maneras de compartir con el mundo los frutos del descanso, desde cuidar a nuestros seres queridos hasta tareas de voluntariado en refugios de animales, o la creación o el apoyo a organizaciones que luchan contra los sistemas de opresión para cuidar de la Tierra. Cada uno de nosotros tiene dones y descubrimientos únicos que compartir surgidos de la práctica del descanso.

Usa esta guía una vez que hayas consolidado tu propia práctica de descanso y estés preparado para trabajar con un grupo. Se pueden organizar en persona o en línea, en grupos de entre tres y diez personas. Recuerda que no se trata de una guía de formación profunda sobre cómo facilitar el descanso. Es, sencillamente, una manera de compartirlo con tu comunidad.

Consejos para practicar en grupo

Para practicar en grupo, elige un hábito del libro que quieras compartir con todos. Invita a los participantes al espacio o sala virtual, y pídeles que se pongan cómodos, que tengan agua en mano y que estén dispuestos a participar.

Abrir el grupo. Preséntate y explica brevemente por qué has organizado el grupo. Haz saber a sus miembros qué hábito van a explorar juntos. Pídeles con amabilidad que apaguen los celulares y que no los saquen durante la sesión, a no ser que se trate de una emergencia. A continuación, pide a cada participante que diga su nombre, su ubicación (si es una sesión virtual) y su intención para estar en el grupo. Nombra los pilares del grupo. Algunos ejemplos de pilares son el autocuidado, la participación, el respeto, no dar consejos y el reconocimiento.

Autocuidado. Si alguno de los participantes necesita beber agua, ir al baño, etcétera, lo puede hacer sin pedir permiso. Cada uno es responsable de atender sus propias necesidades.

PARTICIPACIÓN. Todos han de estar dispuestos a escuchar y a compartir experiencias. Asegúrate de que todas las voces tengan la oportunidad de ser escuchadas e invita con suavidad a las personas que suelan permanecer en silencio.

RESPETO. Muéstrate abierto al desacuerdo y a las diferencias de opinión durante la sesión. Permite que esta conduzca a un aprendizaje y a una introspección profundos.

NO DAR CONSEJOS. Cuando alguien hable de su experiencia, el resto de los participantes no darán consejos ni harán comentarios, sino que escucharán y brindarán a todos la oportunidad de ser vistos, escuchados y sentidos.

RECONOCIMIENTO. Son muchísimas las cosas que pueden aflorar durante una práctica de descanso. Ayuda a los participantes a honrar lo que sientan y reconoce lo que surja en el grupo.

CÓMO EMPEZAR. Comienza con el hábito «Orientación» (véase pág. 70) para ayudar a todos los participantes a estar plenamente presentes. A continuación, explica el hábito de descanso que hayas elegido como elemento principal de la sesión. Una vez que hayas concluido, deja espacio a todos los participantes para que expliquen qué han sentido y qué aprendizajes se llevan.

CIERRE. Concede a todos unos instantes para expresar una última idea, emoción o agradecimiento. A partir de ahí, puedes leer un fragmento del libro para cerrar del todo el grupo. Si vas a facilitar otra sesión, asegúrate de que todo el mundo sepa la fecha y la hora, además del hábito de descanso en el que te centrarás.

Una llamada al descanso

Muchas tradiciones espirituales presentan el dolor y las grandes dificultades como el camino a la plenitud. Aunque creo que la transformación no tiene por qué surgir siempre de la adversidad, mi camino para recuperar el descanso ha estado repleto de temporadas difíciles y ha requerido una desprogramación profunda. He dedicado horas y horas a practicar y a estudiar el arte del descanso, a aprender momento a momento que no tengo por qué sonreír siempre, que no tengo por qué conocer todas las respuestas, que no tengo por qué hacer más, comprar más o trabajar más. Una y otra vez, en el descanso recuerdo que soy suficiente con la hierba que crece bajo mis pies, con la plenitud de mis pulmones, con la estabilidad de mi corazón.

El descanso me ha enseñado que no es necesario que esté «conectada» todo el tiempo. El descanso me ha llevado a un nivel de intimidad conmigo misma que no había conocido nunca. El descanso me ha permitido identificar cuándo actúo desde el modo de supervivencia y cuándo reacciono en situaciones en las que no es necesario hacerlo. El descanso me ha redirigido hacia mi propósito. Me ha enseñado que seguir funcionando desde un estado estresado, en lugar de concederme el permiso para descansar y funcionar desde un espacio de recursos, no solo es agotador para el cuerpo, sino también para el corazón, la psique y la creatividad. El descanso me ha otorgado la capacidad para escuchar con todo el cuerpo y me ha dado permiso para emocionarme hasta llorar, para estar triste, furiosa, despierta y presente. El descanso me ha recordado una y otra vez que no soy una persona aislada, sino un ser interconectado que puede ejercer un impacto muy poderoso si sigo honrando mis necesidades de renovación y atendiendo a la llamada del planeta.

El descanso ha aumentado mi capacidad para permanecer con lo difícil, con lo muy difícil, y afrontarlo desde un espacio de flexibilidad, conexión e integridad. El descanso me recuerda que la curación no es un estado permanente, sino estacional, y que, como el tiempo, cambia y hay momentos para disfrutar y momentos para recuperarse. El descanso me ha enseñado el poder que implica aprender a estar satisfecho y que el propio descanso puede ser un hábito increíblemente satisfactorio. El descanso me ha recordado la belleza de la complejidad y me ha invitado a crecer en mi capacidad para mantener la atención y la paciencia. Practicar el descanso ha sido una manera muy potente de liberarme de la opresión del exceso de trabajo, del ajetreo y de la avalancha de productividad constante y me ha permitido alinearme con el ritmo de la Tierra y con los ciclos de expansión y de contracción que son el pulso de nuestro planeta y la fuerza vital.

Ahora que avanzamos hacia el final del libro, te invito a que reflexiones acerca de lo que has aprendido y de cómo te imaginas tejiendo el descanso en tu vida cotidiana. Piensa en los momentos de tu día en los que seguir adelante es inevitable y los momentos en los que no es necesario. Nos estamos preparando no solo para una transición, sino para una transformación. Esta es la parte de «La llamada más profunda», una llamada que está sucediendo justo ahora. Nos debemos apoyar en la potencialidad que nos ofrece el descanso y tener muy claro qué perderemos de nosotros si no descansamos. Tenemos que estar dispuestos a adoptar un ritmo de vida más lento, a arriesgarnos a sentir la indefensión y el agobio que nos mantienen desconectados.

Necesitamos modelar qué aspecto adopta el descanso en nuestras vidas y aferrarnos al valor que necesitaremos para seguir en este camino cuando el desánimo nos embargue o nos enfrentemos a obstáculos. Necesitamos apoyarnos y alentarnos los unos a los otros para emprender este trabajo de ternura y crear los límites necesarios para permitir que se despliegue. Necesitamos mirar hacia adentro, una vez y otra, y apelar a la sabiduría más profunda y a la inteligencia innata para deshacernos de los hábitos culturales que nos mantienen flotando en la superficie, incapaces de acceder a la reparación de la profundidad.

Espero que, a estas alturas, haya dejado claro que el descanso es más que cuidarse, más que algo que hacemos por el propio descanso en sí mismo. Si atendemos la llamada al descanso, todos y cada uno de nosotros desencadenaremos grandes cambios. No podemos practicar solo para sentirnos más regulados o para ser padres o madres más conscientes, seres más iluminados o personas más creativas. Aunque estos son, efectivamente, algunos de los beneficios increíbles que ofrece el descanso y sea posible que fueran estos, en un principio, los que te llevaron a elegir este libro, esos motivos no nos mantendrán a largo plazo. Y el descanso es un hábito a largo plazo. Una vez que empezamos a descansar lo suficiente y disponemos de un poco más de energía, nuestros motivos para descansar se expanden de forma natural hacia el exterior, hacia nuestros amigos, nuestras comunidades, la naturaleza y el resto del mundo.

Nunca antes había sido más evidente que ahora que seremos incapaces de resolver nuestros problemas individuales, colectivos y globales si no bajamos el ritmo, si no damos prioridad al descanso. Muchos de nosotros hemos intentado cambiar nuestras vidas y nuestras comunidades de múltiples maneras y durante años, a veces durante toda una vida, y estamos agotados. Hemos estado sobreviviendo en modo reactivo, porque los sistemas en los que vivimos están diseñados para mantenernos obedientes, oprimidos y desconectados de los demás y de la naturaleza. A veces, nuestras reacciones tienen razón de ser, pero la dura realidad es que el modo de supervivencia nos ha pasado factura y nos ha arrebatado una de las necesidades humanas más básicas y fundamentales. Aprender a descansar nos da la oportunidad de actuar desde un espacio generativo.

Es *más fácil* integrar aquello para lo que creamos tiempo.

Sabbat secular

NOS APROXIMAMOS al final del libro y creo que no estaría completo si no incluyera el hábito de un día completo de descanso. Muchas personas honran el *sabbat* (sábado) o descansan los domingos, eligen el día que se ajusta mejor con su agenda y con su estilo de vida. En la tradición judía, el *sabbat* se observa desde unos minutos antes del atardecer del viernes hasta que aparecen tres estrellas en el cielo de la noche del sábado, por lo que dura unas veinticuatro horas. Así es como lo practicamos en nuestra familia, porque Nic y yo trabajamos durante la semana y es el ritmo con el que más fácil nos resulta comprometernos.

El *sabbat* tiene muchas connotaciones. Te animo a que crees un *sabbat* que te repare y te revitalice, y no solo a ti, sino también a tus seres queridos. No es necesario que te atengas a reglas estrictas: tu *sabbat* puede evolucionar a medida que evoluciones tú y cambiar para adaptarse a las necesidades de una vida en cambio constante. Los ingredientes principales son la práctica del descanso y la intención de dejar de lado la vida profesional y las crisis del mundo durante solo unas horas, dándote permiso para no conseguir ni hacer nada durante ese periodo sagrado. Al principio te será muy difícil, sobre todo si estás acostumbrado a sentirte útil cada día o si sientes la necesidad de justificar o demostrar tu existencia y tu valía haciendo cosas. Es posible que la lentitud te perturbe mucho, y es normal. Adoptar un ritmo de *sabbat* en la vida requiere tiempo, y vivir cerca de nuestro centro, de nuestro interior más profundo, es un hábito que crece en nosotros si estamos dispuestos a convertirlo en una prioridad, si estamos dispuestos a crear las condiciones para que el descanso nos cure y nos repare.

Para practicar un *sabbat* secular, elige un día de la semana o del mes con el que te puedas comprometer. Durante ese tiempo, intenta no usar ningún dispositivo a no ser que sea necesario. Repasa el libro y decide qué actividades quieres llevar a cabo durante ese día. Nosotros invertimos muchos de nuestros *sabbats* en visitar a los burros miniatura, salir a pasear por el bosque, darnos baños de naturaleza (véase pág. 170) en zonas cercanas, leer o cuidar del jardín.

Si tienes niños pequeños, como nosotros, es importante que te plantees expectativas realistas acerca de cómo será su *sabbat* y que te relaciones con tus hijos de maneras que promuevan el descanso y tengan sentido. En nuestro caso, eso significa leer, alentar periodos de juego independiente (¡incluso un cuarto de hora puede ofrecer mucho reposo cuando se vive con un niño de tres años!), mucho tiempo en la naturaleza, estiramientos y bailes (sí, el baile cuenta, es una de las tradiciones más antiguas del *sabbat* judío). Tus días de *sabbat* serán distintos dependiendo del momento de tu vida en el que te encuentres. La clave reside en que modeles para tus hijos un ritmo de trabajo y de descanso que los pueda acompañar en el futuro.

Visualizar una vida descansada

SON MUCHAS las cosas que interfieren con nuestra capacidad para cultivar la presencia y aumentar nuestra capacidad para descansar. Adoptar el hábito de visualizar una vida futura descansada nos puede anclar en momentos en los que descansar parece difícil o imposible. Esos días llegan para todos nosotros.

Esta visualización es integradora por naturaleza, porque nos recuerda los recursos de los que ya disponemos en nuestro interior y revela un camino que nos lleva a ser unos miembros más evolucionados y descansados de la comunidad. Este hábito no nos evita experiencias humanas que cansan y agotan, como el envejecimiento, la enfermedad, la opresión o la pérdida. Lo que sí ofrece es un camino a nuestro amor y a nuestra sabiduría inherentes, un camino de vuelta al descanso, de vuelta a la naturaleza y de vuelta a casa.

Siéntate o acuéstate. Respira profunda y largamente varias veces. Visualízate dentro de diez o veinte años, dependiendo de lo lejos que quieras avanzar en el tiempo. Imagina una versión más mayor y evolucionada de ti mismo. Observa dónde vive ese futuro yo. Observa su aspecto. ¿Cuál es la cualidad de su esencia? ¿Cómo te sientes en su presencia?

Explícale a tu yo del futuro cómo te va la vida ahora y a qué dificultades te enfrentas cuando quieres descansar. Quizá sea una creencia limitante, el dolor físico o las dificultades para instaurar un ritmo más lento en tu vida.

A continuación, pídele consejo a tu yo del futuro. Atiende al mensaje que te pueda ayudar justo ahora, en tu vida actual, a practicar el descanso.

Asimila la visión y la sabiduría de tu yo del futuro e introdúcela en tu cuerpo. Deja que te llene los pulmones, las células, el corazón y la mente. Siente la posibilidad de conectar con ese yo del futuro descansado en tu vida cotidiana.

Cuando estés listo, devuelve la conciencia al presente. Una vez que hayas vuelto al aquí y al ahora, nota qué traes contigo y sostén a tu yo evolucionado en este momento.

Dirígete a tu interior, a tu corazón y al descanso que sientes ahora. Este giro es lo que te salvará y, quizá, también al planeta y a todos nosotros.

Una invitación

Te invito a que te unas a mí en esta llamada más profunda, a que formes parte de un cambio cultural que nos libere de todas las maneras que llevan a que apenas nos mantengamos de pie. ¿Cómo sería el mundo si descansáramos lo suficiente? ¿Qué sistemas desaparecerían por el camino? ¿Qué ideas y planes nuevos se podrían materializar? ¿Qué hábitos o personas te pueden ayudar a asumir la responsabilidad sobre tu descanso y tu recuperación? ¿Con qué pequeño hábito de descanso te puedes comprometer para hacer avanzar esta visión más amplia? Si empezamos a descansar más, a conectar con nuestro propósito más profundo y a comprometernos con compartir el poder del descanso con solo una persona, se propagará. Nuestra decisión de descansar tiene el potencial de cambiar el mundo.

Descansamos para crear las condiciones necesarias para que algo nuevo emerja, para crear la posibilidad de algo distinto. Descansamos para conectar y para comprender, para desaprender el aislamiento y para liberarnos de la opresión del exceso de trabajo y del ajetreo, y nos abrimos a fluir con el ritmo de la naturaleza y los ciclos de curación. Descansamos para enfrentarnos a las dificultades de nuestro tiempo, los unos junto a los otros y a pesar de nuestras diferencias.

El descanso es un acto revolucionario de cuidado colectivo, porque, cuando descansamos, pensamos, sentimos y escuchamos más profundamente, algo esencial si queremos cambiar nuestros programas y avanzar hacia un futuro que pueda sostener todas las formas de vida. Aunque el principio básico de este libro es convertir el descanso en una prioridad en nuestras vidas individuales, el impacto que puede ejercer en nuestras relaciones y comunidades, en nuestra querida Tierra y en la sociedad en general puede cambiar el futuro si estamos dispuestos a hacer lo que nos toca, si estamos dispuestos a descansar, a conectar con los demás en el punto en el que estén y a ayudar a otros a sentirse descansados en nuestra presencia.

No tenemos por qué cambiar el mundo solos. Lo podemos cambiar juntos. Respiración a respiración. Latido a latido. Momento de descanso a momento de descanso.

Rezo porque así sea.

RECORDATORIO

Nuestro trabajo es tan urgente que tenemos que *practicar* descansar.

Hábitos de descanso

Notas

02. El descanso: qué es y qué no

1. Sifferlin, A., «Relieving Stress Isn't So Easy If You're Watching TV», *Time*, 24 de julio de 2014, <www.time.com/3029797/watching-tv-to-relieve-stress-can-make-you-feel-like-a-failure/>.

2. Hamilton, E., «Science Shows Multitasking Doesn't Work», *Science Times*, última modificación: 21 de julio de 2020, <www.sciencetimes.com/articles/26554/20200721/science-shows-multitasking-doesn-t-work.htm>.

3. Cleveland Clinic, «Why Downtime Is Essential for Brain Health», *Health Essentials*, última modificación: 2 de junio de 2020, <health.clevelandclinic.org/why-downtime-is-essential-for-brain-health/>.

4. McEwen, B. S., «Allostasis and Allostatic Load: Implications for Neuropsychopharmacology», *Neuropsychopharmacol*, vol. 22, febrero de 2000, págs. 108-124, doi.org/10.1016/S0893-133X(99)00129-3.

5. Callahan, M., «Your Brain Is the World's Most Proficient Accountant. Here's How», *News@Northeastern*, Northeastern University, última modificación: 1 de diciembre de 2020, <news.northeastern.edu/2020/12/01/your-brain-is-the-worlds-most-proficient-accountant-heres-how/>.

6. Chattu, V. K.; Sakhamuri, S. M.; Kumar, K.; Spence, D. W.; BaHammam, A. S., y Pandi-Perumal, S. R., «Insufficient Sleep Syndrome: Is It Time to Classify It as a Major Noncommunicable Disease?», *Sleep Science*, vol. 11, n.º 2, 2018, págs. 56-64, <www.ncbi.nlm.nih.gov/pmc/articles/PMC6056073/>.

7. Centers for Disease Control and Prevention, «Data and Statistics — Sleep and Sleep Disorders», última modificación: 12 de septiembre de 2022, <www.cdc.gov/sleep/data_statistics.html>.

8. Mong, J. A., y Cusmano, D. M., «Sex Differences in Sleep: Impact of Biological Sex and Sex Steroids», *Philosophical Transactions of the Royal So-*

ciety of London B: Biological Sciences, febrero de 2016, <pubmed.ncbi.nlm.nih.gov/26833831/>.

9. Sleep Foundation, «What Is Sleep Hygiene?», actualizado el 29 de septiembre de 2022, <www.sleepfoundation.org/professionals/sleep-america-polls/2020-sleepiness-and-low-action>.

03. La neurobiología del descanso

10. Gerritsen, R. J. S., y Band, G. P. H., «Breath of Life: The Respiratory Vagal Stimulation Model of Contemplative Activity», *Frontiers in Human Neuroscience*, vol. 12, octubre de 2018, pág. 397, doi.org/10.3389/fnhum.2018.00397.

11. Rosenberg, S., *Accessing the Healing Power of the Vagus Nerve: Self-Help Exercises for Anxiety, Depression, Trauma, and Autism*, Berkeley, North Atlantic Books, 2017 (trad. cast.: *El nervio vago. Su poder sanador: técnicas para tratar la depresión, la ansiedad, los traumas y otros problemas*, Málaga, Sirio, 2019).

12. Estos libros han ayudado a conformar mi trabajo y te pueden ser útiles si deseas más información acerca del «modo de supervivencia» y de cómo aprender a acceder a la sensación de seguridad: Van der Kolk, B., *The Body Keeps the Score: Brain, Mind, and Body in the Healing of Trauma*, Nueva York, Penguin Publishing Group, 2015 (trad. cast.: *El cuerpo lleva la cuenta: cerebro, mente y cuerpo en la superación del trauma*, Barcelona, Eleftheria, 2023); Winfrey, O., y Perry, B., *What Happened To You? Conversations on Trauma, Resilience, and Healing*, Nueva York, 2021, Flatiron Books (trad. cast.: *¿Qué te pasó? Trauma, resiliencia y curación*, Barcelona, Planeta, 2023); Levine, P., *Waking the Tiger: Healing Trauma*, Berkeley, North Atlantic Books, 1997 (trad. cast.: *Curar el trauma: descubre tu capacidad innata para superar experiencias negativas*, Barcelona, Diana, 2022); Menakem, R., *My Grandmother's Hands: Racialized Trauma and the Pathway to Mending Our Hearts and Bodies,* Las Vegas, Central Recovery Press, 2017; Foo, S., *What My Bones Know: A Memoir of Healing from Complex Trauma,* Nueva York, Ballantine Books, 2022.

13. Nagoski, N., y Nagoski, A., *Burnout: The Secret to Unlocking the Stress Cycle,* Nueva York, Ballantine Books, 2019 (trad. cast.: *Hiperagotadas*, Diana, Barcelona, 2021).

14. Pillay, S., «The Science of Visualization: Maximizing Your Brain's Potential during the Recession», *HuffPost*, actualizado el 17 de noviembre de 2011, <www.huffpost.com/entry/the-science-of-visualizat_b_171340>.

15. Porges, S. W., y Furman, S. A., «The Early Development of the Autonomic Nervous System Provides a Neural Platform for Social Behavior: A Polyvagal Perspective», *Infant and Child Development*, vol. 20, n.º 1, febrero de 2011, págs.106-118, doi.org/10.1002/icd.688.

16. Yehuda, R., y Lehrner, A., «Intergenerational Transmission of Trauma Effects: Putative Role of Epigenetic Mechanisms», *World Psychiatry,* vol. 17, n.º 3, octubre de 2018, págs. 243-257, doi.org/10.1002/wps.20568.

17. Maria Yellow Horse Brave Heart, «The Historical Trauma Response among Natives and Its Relationship with Substance Abuse: A Lakota illustration», *Journal of Psychoactive Drugs*, vol. 35, n.º 1, septiembre de 2011, págs. 7-13, doi.org/10.1080/02791072.2003.10399988.

04. Por qué nos cuesta descansar

18. SingleCare Team, «Anxiety Statistics 2022», en The Checkup by SingleCare, actualizado el 15 de febrero de 2022, <www.singlecare.com/blog/news/anxiety-statistics/>.

19. Wheelwright, T., «2022 Cell Phone Usage Statistics: How Obsessed Are We?», Reviews.org, última modificación, 24 de enero de 2022, <www.reviews.org/mobile/cell-phone-addiction/>.

20. Para acceder a esta información en tu iPhone, ve a «Ajustes», pulsa «Tiempo de uso» y luego «Actividad de apps y sitios web». Baja hasta el apartado «Ver toda la actividad» para encontrar tu promedio diario o semanal. Las estadísticas también te muestran los días en los que utilizaste tu iPhone más tiempo, y en qué aplicaciones pasaste más tiempo mientras usabas el celular.

21. Raphael, R., «Netflix CEO Reed Hastings: Sleep Is Our Competition», Fast Company, actualizado el 6 de noviembre de 2017, <www.fastcompany.com/40491939/netflix-ceo-reed-hastings-sleep-is-our-competition>.

22. Carr, N. G., The Shallows: What the Internet Is Doing to Our Brains, Nueva York, W.W. Norton & Company, 2020 (trad. cast.: *Superficiales: ¿qué está haciendo internet con nuestras mentes?*, Madrid, Taurus, 2017).

23. Roller, C., «Decision Architecture: Designing for Decision-Making», UX Magazine, última modificación: 22 de diciembre de 2011, <uxmag.com/articles/decision-architecture-designing-for-decision-making>.

24. Dabbish, L., Mark, G., y González, V. M., «Why Do I Keep Interrupting Myself?: Environment, Habit, and Self-interruption», Proceedings of the

SIGCHI Conference on Human Factors in Computing Systems, mayo de 2011, págs. 3127-3130, doi.org/10.1145/1978942.1979405.

25. Goldhill, O., «Neuroscientists Say Multitasking Literally Drains the Energy Reserves of Your Brain», Quartz, última modificación: 3 de julio de 2016, <qz.com/722661/neuroscientists-say-multitasking-literally-drains-the-energy -reserves-of-your-brain/>.

05. Descansar de adentro hacia afuera

26. Baer, D., «Why You Need to Unplug Every 90 Minutes», *Fast Company*, última modificación: 19 de junio de 2013, <www.fastcompany.com/3013188/why-you-need-to-unplug-every-90-minutes>.

27. Isabella, G., y Carvalho, H. C., «Emotional Contagion and Socialization: Reflection on Virtual Interaction», en Sharon Y. Tettegah y Dorothy L. Espelage (comps.), *Emotions, Technology, and Behaviors,* Cambridge, Academic Press, 2016, págs. 63-82, doi.org/10.1016/B978-0-12-801873-6.00004-2.

28. Bellet, P. S., y Maloney, M. J., «The Importance of Empathy as an Interviewing Skill in Medicine», *JAMA*, vol. 266, n.º 13, octubre de 1991, págs. 1831-1832, <pubmed.ncbi.nlm.nih.gov/1909761/>.

29. Orloff, J., «The Top 10 Traits of an Empath», Judith Orloff M.D., acceso 26 mayo 2021, <drjudithorloff.com/top-10-traits-of-an-empath/>.

06. Descansar de afuera hacia adentro

30. Hayward, E., «Pandemic Quiets the Earth», *BC News*, Boston College, última modificación: julio de 2020, <www.bc.edu/bc-web/bcnews/science-tech-and-health/earth-environment-and-sustainability/pandemic-quiets-the-earth.html>.

31. Watts, J., y Kommenda, N., «Coronavirus Pandemic Leading to Huge Drop in Air Pollution», *The Guardian*, última modificación: 23 de marzo de 2020, <www.theguardian.com/environment/2020/mar/23/coronavirus-pandemic-leading-to-huge-drop-in-air-pollution>.

32. Corlett, R. T., Primack, R. B., Devictor, V., Maas, B., Goswami, V. R., *et al.*, «Impacts of the Coronavirus Pandemic on Biodiversity Conservation», *Biological Conservation*, vol. 246, junio de 2020, doi.org/10.1016/j.biocon.2020.108571.

33. Huizen, J., «How COVID-19 has Changed the Face of the Natural World», *Medical News Today*, última modificación: 21 de abril de 2022, <www.medicalnewstoday.com/articles/how-covid-19-has-changed-the-face-of-the-natural-world>.

34. Kimmerer, R. W., *Braiding Sweetgrass: Indigenous Wisdom, Scientific Knowledge and the Teachings of Plants,* Londres, Penguin Books, 2020.

35. Hadhazy, A., «Why Does the Sound of Water Help You Sleep?», LiveScience, última modificación: 18 de enero de 2016, <www.livescience.com/53403-why-sound-of-water-helps-you-sleep.html>.

36. Goto, Y.; Hayasaka, S.; Kurihara, S., y Nakamura, Y., «Physical and Mental Effects of Bathing: A Randomized Intervention Study», *Evidence-based Complementary and Alternative Medicine: eCAM*, 2018, doi.org/10.1155/2018/9521086.

37. Sifferlin, A., «Why Spring Is the Perfect Time to Take Your Workout Outdoors», *Time*, 30 de marzo de 2017, <time.com/4718318/spring-exercise-workout-outside/>.

38. Li, Q., «'Forest Bathing' Is Great for Your Health. Here's How to Do It», *Time*, 1 de mayo de 2018, <time.com/5259602/japanese-forest-bathing/>.

39. Kawakami, K.; Kawamoto, M.; Nomura, M.; Otani, H.; Nabika, T., y Gonda, T., «Effects of Phytoncide on Blood Pressure under Restraint Stress in SHRSP», *Clinical and Experimental Pharmacology and Physiology*, vol. 31, n.º 2, diciembre de 2004, págs. 27-28, doi.org/10.1111/j.1440-1681.2004.04102.x.

40. Hopman, R. J.; LoTemplio, S. B.; Schott, E. E.; McKinney, T. L., y Strayer, D. L., «Resting-state Posterior Alpha Power Changes with Prolonged Exposure in a Natural Environment», *Cognitive Research: Principles and Implications*, vol. 5, octubre de 2020, doi.org/10.1186/s41235-020-00247-0.

41. The Earthing Institute, «What Is Earthing», último acceso el 22 de febrero de 2021, <earthinginstitute.net/what-is-earthing/>.

42. Devje, S., «Vitamin D Benefits», *Healthline*, actualizado el 14 de enero de 2022, <www.healthline.com/health/food-nutrition/benefits-vitamin-d>.

43. Oschman, J. L.; Chevalier, G., y Brown, R., «The Effects of Grounding (Earthing) on Inflammation, the Immune Response, Would Healing, and Prevention and Treatment of Chronic Inflammatory and Autoimmune Diseases», *Journal of Inflammation Research*, vol. 24, n.º 8, marzo de 2015, págs. 83-96, doi.org/10.2147/JIR.S69656.

44. Bentov, I., *Stalking The Wild Pendulum: On the Mechanics of Consciousness*, Nueva York, E. P. Dutton, 1977.

45. Steptoe, A.; Gibson, E. L.; Vounonvirta, R.; Williams, E. D.; Hamer, M., Rycroft, J. A.; *et al.*, «The Effects of Tea on Psychophysiological Stress

Responsivity and Post-Stress Recovery: A Randomised Double-Blind Trial», *Psychopharmacology*, vol.190, septiembre de 2006, págs. 81-89, doi.org/10.1007/s00213-006-0573-2.

46. Jacklin, D., «Slave to the Rhythm — The Natural Phenomena of Entrainment", *The Phuket News,* última modificación: 5 de septiembre de 2018, <www.thephuketnews.com/slave-to-the-rhythm-the-natural-phenomena-of-en trainment-68522.php>.

47. Centers for Disease Control and Prevention, «Effects of Light on Circadian Rhythms», última modificación: 1 de abril de 2020, <www.cdc.gov/niosh/emres/longhourstraining/light.html>.

48. Blue, C.; Garbazza, C., y Spitschan, M., «Effects of Light on Human Circadian Rhythms, Sleep and Mood», *Somnologie*, vol. 23, n.º 3, agosto de 2019, págs. 147-156, doi.org/10.1007/s11818-019-00215-x.

49. Hamblin, J., «The Nature Cure», *The Atlantic*, octubre de 2015, <www.theatlantic.com/magazine/archive/2015/10/the-nature-cure/403210/>.

RECORDATORIO

Merecemos *relajarnos*.
Merecemos *descansar.*

REVOLUCIONARIO

Gratitud

Este libro jamás se hubiera hecho realidad sin el amoroso y dedicado equipo de personas increíbles que han ayudado a traer al mundo *Date un descanso*.

A mi editora, Kelly Snowden en Ten Speed Press: gracias por defender este libro desde el principio, por concederme el tiempo que necesitaba para profundizar en él y por confiar en los riesgos que he asumido por el camino.

A mi agente, Laura Lee Mattingly: gracias por estar dispuesta a mantener conversaciones honestas y transparentes, por estar ahí para mí en todos los momentos del proceso y por ofrecerme un apoyo constante y alentador durante mis picos de ansiedad en el proceso. Gracias por recordarme que no estoy sola en esto.

A mi diseñadora, Jessica Comingore: hace años que soñaba con trabajar contigo en un libro. Gracias por haber dicho que sí. Gracias por aceptar la invitación más profunda y por haber dado vida a este proyecto.

A mi equipo de edición: mamá, Lisa Butterworth y Nikki Van De Car, les agradezco muchísimo su sabiduría, sentido del humor y habilidades de edición.

A Kenda Burke, Mary Jackson, Christine Ciavarella, Amy Mitchell, Jack Caraco y Rachael Bouch-D.: todos ustedes cuentan con el más profundo agradecimiento de mi sistema nervioso.

A mis maestros y mentores: Ariel Giarretto, Mahshid Hager, Kathy Kaine, Aline LaPierre, Amy Crawford, Mary Jackson, Ray Castellino y Tara Blasco, gracias por sostenerme con su amor y con su apoyo.

A las personas que han moldeado mi trabajo: Joanna Macy, bell hooks, Richard Schwartz, Robin Wall Kimmerer, Ayana Elizabeth Johnson, Katharine K. Wilkinson y Dr. Becky, les estoy profundamente agradecida por todo lo que han aportado a lo colectivo.

A mi pareja, Nic: gracias por defender el fuerte familiar, por asumir la mayoría de los cuidados de nuestros queridos hijos durante los meses que he dedicado a escribir y por recordarme hasta el último momento que no necesito demostrar lo que valgo con este libro, que puedo confiar en mi brújula interior por insegura que me sienta.

A nuestro querido Solomon: gracias por concederme el espacio que necesitaba para escribir cuando sé que me querías más en casa durante el día, y gracias por ser paciente con mi proceso para que pudiéramos sanar nuestra historia de nacimiento y te pudieras sentir, por fin, lo suficientemente seguro para descansar en mis brazos.

A nuestro dulcísimo bebé Zen: gracias por enseñarme que mis hábitos de descanso pueden ser aún más profundos y por dormir en mi espalda mientras editaba el libro.

A mi abuela Benny: extraño mucho nuestras siestas en el sofá de terciopelo verde.

A nuestros gatos, los vivos y los que habitan el reino de los espíritus: me recuerdan a diario la importancia del descanso.

A esta tierra: gracias por habernos sostenido, a mí y a mi familia, durante el proceso de escritura del libro y por haberme anclado en tantos momentos difíciles por el camino.

Obra editada en colaboración con Editorial Planeta – España

Título original: *Permission to Rest: Revolutionary Practices for Healing, Empowerment, and Collective Care*

Esta edición ha sido publicada por acuerdo con Ten Speed Press, un sello de Crown Publishing Group, una división de Penguin Random House LLC.

Diseño interior: Jessica Comingore
Maquetación: Realización Planeta

Bajo el sello editorial DIANA M.R.
Avenida Presidente Masarik núm. 111,
Piso 2, Polanco V Sección, Miguel Hidalgo
C.P. 11560, Ciudad de México
www.planetadelibros.com.mx

Primera edición impresa en España: mayo de 2024
ISBN: 978-84-1119-149-4

Primera edición en formato epub: octubre de 2024
ISBN: 978-607-39-2081-0

Primera edición impresa en México: octubre de 2024
ISBN: 978-607-39-1902-9

Impreso en los talleres de Impregráfica Digital, S.A. de C.V.
Av. Coyoacán 100-D, Valle Norte, Benito Juárez
Ciudad De Mexico, C.P. 03103
Impreso en México -*Printed in Mexico*

De este libro me quedo con...

Date un descanso ha sido posible gracias al trabajo de su autora, Ashley Neese, así como de la traductora Montserrat Asensio, la correctora Teresa Lozano, el diseñador José Ruiz-Zarco, el equipo de Realización Planeta, la directora editorial Marcela Serras, la editora ejecutiva Rocío Carmona, la editora Ana Marhuenda, y el equipo comercial, de comunicación y marketing de Diana.

En Diana hacemos libros que fomentan el autoconocimiento e inspiran a los lectores en su propósito de vida. Si esta lectura te ha gustado, te invitamos a que la recomiendes y que así, entre todos, contribuyamos a seguir expandiendo la conciencia.